陆氏三世医验

明·陆养愚　陆肖愚　陆祖愚　撰

侯北辰　点校

中国中医药出版社

·北　京·

图书在版编目（CIP）数据

陆氏三世医验/（明）陆养愚，（明）陆肖愚，（明）陆祖愚撰 . -北京：中国中医药出版社，2011.7（2024.1 重印）
ISBN 978 - 7 - 5132 - 0340 - 1

Ⅰ.①陆… Ⅱ.①陆… ②陆… ③陆… Ⅲ.①医案-汇编-中国-明代 Ⅳ.①R249.48

中国版本图书馆 CIP 数据核字（2011）第 019892 号

中国中医药出版社出版
北京经济技术开发区科创十三街 31 号院二区 8 号楼
邮政编码 100176
传真 010 64405721
三河市同力彩印有限公司印刷
各地新华书店经销
＊
开本 701×1000 1/16 印张 13 字数 123 千字
2011 年 7 月第 1 版 2024 年 1 月第 4 次印刷
书 号 ISBN 978 - 7 - 5132 - 0340 - 1
＊
定价 39.00 元
网址 www.cptcm.com

点校说明

本次点校以现存最早的版本清·道光戊戌年（公元1838年）镌刻本为底本（简称"道光本"），以民国四年（公元1915年）上海会文堂石印本为对校本（简称"会文本"）。其中，"道光本"中有李沐（字素轩）的按语，"会文本"中有近代名医曹炳章的按语，考虑到前者按语与"道光本"是为一体，故予以保留，后者按语，道光本原无，故不予采用。

一、通假字、古今字、异体字径直改成现代通用字，特殊情况下，给以注解说明。

二、底本中某些词语为古代习惯用法，现直接更改为现代用词。如"分付"、"伏事"、"旁午"、"担阁"改为"吩咐"、"服侍"、"庞芜"、"耽搁"。

三、原文中，"元府"、"元谈"、"元机"中的"元"是为避讳改字，现直接恢复成"玄"字，文中不再出注。

四、原文中"舌胎"的"胎"，予以保留，不改为"舌苔"。

五、原文中，意思为只有或只是的"止"字，予以保留，不改为"只"。

六、第三世每则医案评语前原无评论人，而其评论人为陆祖愚本人，为与前面保持统一，今特添加"陆祖愚曰:"字样。

七、原"一世验案"、"二世验案"正文每则标题中皆有"治验"二字（除"二世验案·截疟吐泻不治证验十六"外），而目录标题中则无，为保持前后统一，今据目录予以删除。

八、原文为繁体竖排，现改为简体横排。凡涉及前后顺序的"左"、"右"字样，一律直接改成"下"、"上"，文中不再出注。

点校者
2011 年 5 月

前　言

　　《陆氏三世医验》，又名《习医钤法》，是明代嘉靖年间医家陆岳祖孙三代的治疗验案总结，故名"三世医验"。钤，本义是一种农具，后来引申为印章、盖印章之意，且钤通"权"，即权谋、谋略。陆氏编写本案一方面是记录其看病处方的进退次序、辨伪求真的治疗策略过程，即有所谓"用药如用兵"之意；另一方面旨在提示医者在谨守治病常规法度之外，更要知常达变，示人以论证处方之活法，故又名"习医钤法"。

　　全书共有五卷。卷一、卷二，为第一世陆养愚先生著，其子陆肖愚编校，卢绍庵发明，共计66则。卷三，为第二世其子陆肖愚先生著，其孙陆祖愚编校，陆暗生发明，共计39则。卷四、卷五，为第三世其孙陆祖愚先生著，并自发明，共计63则。

　　通读曹炳章先生所引数位明清医家对于本案的评语，可知本病案在明清时期流传相当广泛，为诸多医家所重视，正如民国时期《圆运动的古中医学》作者彭子益先生所言"《陆氏三世医验》，全凭脉象下药，医案之根据脉象，便于学医初步者，此书第一"。本医案特点鲜明，具体可概括为以下三点：

　　一、谈病论证秉承经典。作者学有渊源，论治病症，往往引经据典，大多以《内经》、仲景、叔和《脉经》等论来佐证自己的观点。

二、重视脉诊决病。面对纷繁复杂的诸多疑难杂症，作者特别重视以脉诊来确定病证之机，分辨阴阳虚实，诚为初学者进步之阶梯。

三、用药处方法则有度。作者用药处方严谨，次序井然，或先攻后补，或先补后攻，或攻补兼施；或汤、或丸、或汤丸并施；或早服，或晚服，或早、中、晚各服，颇有法度，医理深蕴。而且，治法也不拘一格，或药、或灸、或按等，总以切中病机，法用得宜为原则。

另外，本案用词简洁，笔法精炼，诸多医验，读起来颇有《聊斋》意味，情节曲折离奇，人物生动鲜活，颇有几分传奇、神秘色彩。试举三例如下：

其一　问卜决医

第一世医验中，"误汗急补治验四二"案中有："予曰：汗之而愈则补误，补之而愈则汗误，原无两是者也。病家不能决，而听诸卜，幸卜补吉、汗大凶，遂用予药……后，少湖登门来谢，予曰：当谢卜者，非有神卜，虽神医亦无所著手。"

其二　接气呼吸

第三世医验中，"进气回生十三"案中有："不及服药，先令壮盛妇女紧对其口，俟其气之入而呵之，呵者力倦，换人以接续之。"这种急救措施与现在的人工呼吸术颇觉相类，而且作者还指出了此法的出处——"接气之法，传之方士"。

其三　预断死期

第三世医验中，"木忌金旺三十九"案中记载："予曰：此血虚痰火也。若论证尚有治法，独怪右关尺歇至有常数，便无药可疗。凡血虚证即是肝病，大都庚日笃，而辛日死，况立秋在迩，予未敢奉药，可延别医商之……忽一日，少腹作痛，冷汗不止，至半夜不知人事，挨到次日酉时而死，果是辛日，邻家自此敬服。"

值得一提的是，作者还勇于坦诚自己治而不效的医案，记录以求解于明达，如第三世医验中的"血瘀咽嗌三六"案，这种实事求是的治学态度，令后来学人肃然起敬。

最后，特别感谢北京中医药大学图书馆邱浩老师为本书的点校所提供的便利。

点校者
2011 年 5 月

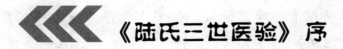

《陆氏三世医验》序

昔者扁鹊，名闻于诸侯，而自言勿如其长兄、中兄。长兄于病视神未有形而除之，为最善；中兄治病在毫毛，为次；扁鹊切脉投药，为下。夫扁鹊，亦神矣，其带下医、耳目痹医、小儿医，已不仅攻之腠理矣，而自抑若此，况世之百逊于扁鹊者耶？顾医者昧于四然二反之理，不知疾之所自起而治之，所治愈下，得车愈多，自古已然。吁，可怪已！

嘉靖之季，陆养愚先生（岳），明于九针十二原之论，四时之气，五乱五癃，五阅五使，五变五禁，百病始生之源，覃思数十年，审于未然，决其将然，凡切脉投药之不可为者，得先生治之而辄已，其真能视神于未形耶？抑治在毫毛耶？何其攻腠理之无不中耶！先生授其业于子肖愚（桂）、孙祖愚（士龙），皆能世精其艺，以近乎道，当时活人无算，缙绅先生咸重之。先生自著有《红炉点雪》若干卷，子若孙又辑《三世医验》各一集，郡志胥列其目，而书久失传。吾友李君素轩，儒而隐于医，能洞人症结者，疾世人嗜《叶氏指南》，为所误而迷而不知返也，思有以拯其弊，求陆氏遗书二十年，始得其《三世医验》抄本，题曰《习医钤法》，盖一书而二其名者。一集，先生所著，桂、士龙编校，凡六十六则。二集，三十九则，士龙述、桂著。三集，六十三则，士龙著。今李君订鱼豕之讹，厘为五卷，以示石门马君敏夫，重梓以行，是皆殚心于秦越人之脉法，而不为俗所锢者。雕工既竣，以旧本无序，嘱余弁其简首。余于《灵》、《素》，无能为役，《记》曰：医不三世，不服其药。嘉是编之刊，具救世之深心，以阐扬先正，为序其崖略，以告世之下药者，且使陆氏有知，后世固未尝无杨子云也。异日，再得《红炉点雪》，合而梓之，得不更珍完璧耶？

　　　　　　　　　　　道光丙申秋七月孙衍庆序

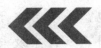# 《陆氏三世医验》小引

余童时，两病几危，于是留心医学，每遇同志，辄相与讨论古人之精蕴。岁癸丑，晤南浔屠疎村，订莫逆交。疎村之学，出吴门缪进士宜亭，儒而精医者也。疎村每至郡，必顾余，畅谈名理，深获其益，诚畏友也。壬戌秋，嘱购《红炉点雪》一书，问其故，曰：此叶天士、薛生白两家之秘藏，缪先生数求之而不得者。余捡府志书，乃前明陆养愚先生所著。其孙祖愚，能承家学，并辑其祖若父及己所得效者，汇成一书，名曰《三世医验》，刊行于世。遂遍问书贾，皆曰：未见其书。乙丑年，偶得第一世医验。阅十数年，得第二世医验。又数年，得第三世医验，而成全璧，已二十年矣！余合而观之，实潜心于《内经》，参考诸家之议论以治病，故能起人所不能治之症，且每案自始至末，详悉志之，堪为后学之阶梯也。

奈今之时医，于古书全不讲求，专奉《叶氏临症指南》为金科玉律，画依样葫芦，误人太甚。殊不知《指南》亦非叶氏自夸于世者，天士既殁，其门人抄撮，以彰美其师，究之有效与否，一无可证，犹饾饤家之兔园栅子耳。余不忍病者之夭枉，思有以救其弊，莫如《三世医验》之畅引古法。因旧刻已亡，余之所得，均抄本，思欲重梓，以广流传，而力未逮。石门马君敏夫，亦儒

而精医者也，素重余学，今年夏，来吾湖，余以此书商梓，马君欣然任其力，余因重订其鲁鱼亥豕，厘为五卷，以付之刻，既成，余不无感慨焉，何也？是书启之于前者，疎村也，得第一世医验时，而疎村已病，未及与之商订而游矣，设尚存也，睹陆氏之书后光于世，有不同感马君剞劂之功耶？余愧不能文，谨述刻是书之原委如此。

道光丙申中秋桑葊园老圃李沐识

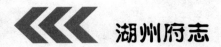 **湖州府志**

艺术

陆岳，字养愚，乌程人。少习儒，比长，洞精医学。本修身养性之旨，故其业比诸家特异。嘉靖中，名重三吴，外至闽、峤、粤、海，皆敬信之。刊行医案，传于人口。

著述

陆岳，《红炉点雪》、《三世医验》。

岳取古人方书，采其精蕴，佐以新解，书成不及梓。岳子桂、孙士龙，三世皆能医。《医验》一、二集，甚为人许可。

目　录

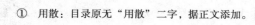

① 用散：目录原无"用散"二字，据正文添加。

目

录

———————————————

① 闭：目录原作"秘"，正文作"闭"，义胜，据正文改。

———————————————————

① 解：目录原作"热"，正文作"解"，义胜，据正文改。

目录

————————————————

① 肝：目录原作"补"，正文作"肝"，义胜，据正文改。

目　录

---

① 抄：目录原作"后"，正文作"抄"，义胜，据正文改。

卷一　第一世

三世医验卷之一　习医铃法

前明吴兴陆岳养愚著

卢明铨绍庵发明

子桂肖愚　孙士龙祖愚辑

国朝同郡后学李沐素轩重订

石门后学马珮忞敏夫校刊

热疟吐呕清补一

崔盐院八月间按临嘉兴，患疟，每日一发，彼处医家治疗十日不愈，盐院有意督责之，各官进问安，盐院曰：敝处每有此病，或煎药一二剂，或丸药一服，未有不止者，今服药一二十剂，而病发转剧，何此处医之无良也？嘉兴府尊召医者言之，医者得此意，进诊间禀曰：老爷前日内外之邪尚重，未敢即截，截则恐复发，今邪已去，可以截矣。因进丸药一服，服后呕恶一番，而明日果不发矣，然疟虽愈，而饮食无味，口每干苦，勉强竣事。九月中旬，到湖甫三日，而疟复陡发，两县各延医送看，乌程送邵，归安送予。盐院吩咐，各先呈方，后取药。邵先到进诊，已呈方矣，予后至进诊，正值疟发寒战，床帏俱动，面赤戴阳，汗泄不止，身热如火，其脉洪数无伦而沉按则驶。予思此症乃热疟也，以三黄石膏汤呈进。盐院以邵方在嘉兴服过无效，予方又疟条不载，俱不取药，竟差人到嘉兴医家，仍取丸药一服。五更服之，呕吐不止，至巳午时，疟发更甚，热竟日不退。捕管传报道府，道尊及府尊进问，随召邵与予同进。诊视后，盐院要两人押一状，限几日内好，邵逡巡不敢押，予即书二日内可减，三日可愈。道尊曰：汝既能任，留在里边调治。予思两番丸药，胃气重伤，且脉较前数日更弱，不可纯作实热治，因以白虎汤合建中、生脉之半投之，一夜二剂，呕吐即止，明日疟已不发矣，无俟三日，后以清气养荣汤调理之。一时，院道、府县及衙

3

门中人，无不称神医云。

卢绍庵曰：崔公之疟，想初起原是热症，丸药亦必是热剂，以热攻热，愈后之发必烈，若崔公俯心下问，俾先生得伸其用三黄石膏之意，何至狼狈如此？陆稺阳曰：经云：热极则动。寒战而至于床帏俱动，其为热也极矣。又云：战不因汗解者，热也。今汗泄不止，而热竟日不退，其为热也，又明矣。此正东垣所谓大争寒热，三阳合病之疟。识症既确，原拟三黄石膏汤主治，后以脉弱胃伤兼补，尤见治疗之活法。至其决瘥于二三日之间，非有大识，安能有此大胆？况愈又不待三日，一时名冠三吴，曷足怪哉？

脊背肘膝酸疼二

分守杭嘉湖道大参孙公，体肥畏热，平时暑月澡浴，每每扇干而不拭，后因幼子夭折，悲郁不乐，不思粥饭，惟恣饮以自解，忽然脊背似胀，渐至肘膝酸疼。公在杭有病，常用陈医药，乃延至湖，彼云：脉气涩弱，骨节酸疼，乃血虚火郁也。用四物汤，加丹皮、黑山栀、香附等药，服至十剂，不效。改用牛膝、何首乌、枸杞子辈，又十剂，亦不效。医曰：精血衰虚，非草根树皮可以取效，必得气血之属，方可奏功。续用鹿角胶、虎骨、紫河车辈，犹然如故。陈医技穷而退。孙公身体渐觉沉重，不能视事，告假将及三月，拟欲请告而归。乡先生董浔阳，与公最厚，来城问安，适茅鹿门、潘天泉、陆北川不期而会，叙谈间，众公同辞，尽道予术之妙，谓：

神医只在马足间，何必远求？乡先生甫出，即令人邀予诊视。其人备道乡先生赞予之语，予默忖虚名太盛，实恐难副，然亦莫可辞避，随进谒见。公举动甚艰，时时令人热手拊摩，初则经手如刺，摩揉良久，虽重手亦不痛矣；及按公脉，极浮极滑，中按即和。诊毕，予以溢饮症对。公问：出于何书？予曰：医书多有载者，而立论之始，在张仲景《要略》中，其辞曰：饮水流行，归于四肢，当汗出而不汗出，名曰溢饮。今闻澡浴不拭，是外之水湿浸入于皮肤之中矣。悲忧饮酒，《内经》谓悲哀伤肺，肺伤则分布之令失，而饮又多于平时，则内之水湿能不溢于经络之中乎？其特甚于阳分部位者，外湿不拭，阴处热而易干，阳处冷而难干，难干处，每易袭内。湿由于酒，酒性属阳，故其湿亦溢于阳分也。公曰：将用何方治之？予曰：仲景原有治法。溢饮者，当发其汗。公曰：公能于一月内愈吾疾乎？对曰：若用医生之法，半月可愈矣。公曰：任公为之。是时天气颇寒，因令拘一密室，四围生炭火，热汤置浴桶中，令乘腹饱时浴之；澡浴良久，投药一剂，用防风五钱，苍术三钱，麻黄、苏叶、羌活、独活、威灵仙、甘草各一钱，煎一二沸，热服一满碗；又添热汤，直至汗透方止。浴罢片时，便觉身体宽畅。是夜留予廨内宿歇，明朝问候，云：夜间甚是安稳。予即辞出。阅三日，又进为之。自此五次，一次宽一次，至第五次，遍体轻快，纤疾不留矣。后出见府县，极其称扬感激，往见前数位乡先生，曰：若非指引，几成废人。自此，虚誉盛传云。

卢绍庵曰：先生于书，无所不读，学问渊博，识见超卓，乡绅大老，罔不交好信服。孙公之恙，治疗日久，有加难瘳，拟欲休致，幸遘诸大老，得遇先生，先生诊视毕，即识为溢饮症，斯已奇矣。仲景曰：溢饮者，当发其汗。先生妙处在于外浴热汤，内服煎剂，盖以此受者，欲仍以此出，治法不更奇乎？天时正寒，加之四围之火，内外熏蒸，脏腑四肢百骸毫窍，靡不周遍，邪无容地而自解。昔贤称倒仓法，乃是西域异人所传，然但能荡肠胃之陈莝，而不能除躯壳之痼疾，今先生之法，彻内彻外，胜于倒仓，先生其中国之异人欤？何其心机灵变出人意表！虽是孙公大幸，足征先生高明。先生学术，随施辄效，咸以为有所秘授，人莫得窥其秘。先生授之肖愚，肖愚授之祖愚，家学渊源，祖愚承秘授而益光大，是以争相延请，复不惜其秘，发箧中先世所遗，欲付剞劂，以公天下，适其令表兄台简费老先生，觉而喜悦，慨然捐俸资以玉成之。此书出，非但医家领其教益，虽病家获睹，有以启发，而不为庸工所误，海内苍生，受惠无穷，而二公仁民泽物之心，同天壤不朽矣，其利济非小补云。

痛呕用泻三

嘉靖辛酉年，湖有水患，至壬戌春夏间，米贵民饥，本府督粮厅李公，于慈感寺煮粥赈饥，是日人众，公正在内进饭，忽闻外边争嚷，急急吃完，出外解纷。下午，僧具小酒奉之，公独饮数杯，觉得脐下小腹作痛，升至胃脘即呕，呕讫痛止；少顷，又从下痛上，复呕，呕讫痛缓，勉强登肩舆回衙。痛呕益频，自疑中毒，以淡盐

汤薑汁探吐之，一无所出，令人延予，予适往潞村，另
请一医进看，投藿香正气散二剂，不效。连夜差人追予，
比至，已四鼓，即进诊视，值痛初止，其脉浮按细数，
稍重即伏，沉按甚坚，予曰：大人非饮食过饱，即急遽
所致。李公备悉其故，命人去取药囊，予曰：不须取。
即于袖中出润字丸百十颗，令淡姜汤服之，少顷，连泻
数行，痛随利减。李公留宿衙内，清晨，公谢曰：公在
外，何以预知吾病，而以对症之药备之袖中乎？古称越
人隔垣知人肺腑，公料吾病于十里之外，更贤于古人矣。

卢绍庵曰：慈感寺在于郡城之中，待哺者人众喧阗，
李公正当进膳，忽闻争嚷，大口吞啗，阻于中脘，乃尔
作呕，不上不下，非峻剂曷能消之？然公病发呕吐，众
人瞩目，道路传闻，是以先生袖药而进，此非先生之慧
眼遥知也。

矜惧发病似中风四

长兴林中尊，年逾五旬，因送按台回县，舟中便觉
身体倦怠，头目眩运，比至衙，即头振动摇，欲语不能
出声，喉中喘急。众医齐集，所投者，惟以牛黄苏合丸、
大小续命汤而已。予适在省中，令人急追，及至，已旬
日矣，诸症如故。予诊之六脉沉缓而弱，左关尺尤甚，
此肝肾经虚，精气暴脱之症也。及审所以发病之由，乃
因按院临湖，严厉特甚，动辄督过，自迎接行香，以至
考察起行，惟恐失错，劳烦之极，归即病作耳。予思
《内经》云：诸风掉眩，皆属于肝。刘河间曰：此非外来

风邪，由将息失宜，肾水不足，心火亢甚所致。且《内经》又云：诸逆冲上，皆属于火。今振动喘逆，非诸风掉眩与诸逆冲上乎？此必由肾气不足，无以制火故也！其公子及在衙之人俱曰：老爷平日极其保养，何为肾虚？予曰：人至中年之际，肾气原自不足，且《内经》曰：恐伤肾。恐惧不已，火起于肾。今大人趋承按院，矜持太过，损伤肾气，遂令火无所制，热极生风，故言语不能作声也。《内经》曰：恐则气下。声者，气之所发也，今气下，故声不出也。且肝肾二经之脉，俱挟舌本，则声之不出，亦二经不足之故。宜壮二经之气，以治其标，滋二经之血，以治其本。众人慑服，因处一方，枸杞为君以补肾，天麻、川芎为臣以益肝，三味虽二经之主药，然非人参无以为助，又用人参，少加附子以为佐，天冬、麦冬以为使，二剂约数两，服后诸症顿减，用八味丸间服至十剂而全愈矣。

卢绍庵曰：按《内经》曰：五八，肾气衰，发堕齿枯；六八，阳气衰竭于上，面焦，发鬓斑白；七八，肝气衰，天癸竭，精少，肾脏衰，形体皆极。又曰：年四十而阴气自半，起居衰矣；年五十体重，耳目不聪明矣。林公已逾五旬，劳烦外伤其形体，矜持内耗其精气，病发似有余之中风，而不知不足之虚证也。先生引经旨以治疗，若合符节，群医詟服，病者立愈，何其神妙若此？稽古之力也。

虚弱喘急偏痛痞呕振掉调补五

乌程丛邑候，因烦劳忿怒，饮食不思，已二三月矣。春初，患左胁疼痛，不能向左眠，三日后，又感暴寒微风，遂加咳嗽喘急，短气恶风，喜重衣覆身，汗流不止，不时呕吐痰水。每偏左卧，久则疼而且烦，或饮冷水，才觉少舒。胸膈中脘痞塞，上下气不相通。日夜烦躁，止饮米汤碗许。耳鸣如风刮树，手指肉瞤，振摇不已。他二医用药不效。予始至，诊得两寸脉微浮而涩，关尺微虚不固，此日大便泄泻三次。其公子问曰：脉气何如？予曰：不妨。公子曰：适间两位先生竟以为不治矣。予曰：公子慎勿嗔怪二人也，究方书云虚劳咳嗽之症，靠左不得眠者肝胀，靠右不得眠者肺胀，及咳嗽、自汗、喘急、下泄，俱在难治例，况涩脉见于春时，金来克木，亦是可畏，第大人神气尚未乏极，虽少春夏之脉，而两寸带浮，尚有微阳，小便稠黄而犹长，面色焦黑而微有黄气，数件或可疗耳。脉书云：脉虚微弱，下无阳。又云：微虚相抟，乃为短气。又云：微浮，伤客热。东垣云：阴先亡，阳欲得去，乃见热壅口鼻，谓之假热之症。各条所云，颇觉相类。此盖得之七情伤阴，烦劳伤阳，风寒得以乘虚入客，胸膈痞塞，因邪在半表半里，又为冷水停凝，症似支结，胁侧不能卧，寐觉痛作，虽饮留、肝实，亦是元气不充、不调。参之咳嗽喘急，短气自汗，耳鸣肉瞤，振摇不已，呕吐泄泻，俱属正气已疲，合从虚治。虽有表邪，亦惟调其气，使邪自释，养其血，使风自平。用顺气养荣汤加桂枝、甘草，二剂，诸症顿减。关尺之脉沉涩可虞，易以补中益气汤，顺春升之令，以补不足之阳；少佐小青龙汤一二分，以和荣卫，而撤其未尽之邪，又二剂，自汗、喘嗽、呕吐已除。第痞塞、胁痛不甚减，更以六君子汤，倍半夏、陈皮，少佐白蔻仁、木香，向左右侧卧，俱不痛，脸上焦黑之色，日渐减去。而脾胃尚不实，再制四神丸以固之。左尺甚弱，知肾为胃之关，肾虚则胃之机未运，又合肾气丸投之。肾气，服之空腹；六君，服之日中；四神，服之临卧。自此月余而后起。

卢绍庵曰：丛侯莅吾邑，政事精明，案无留牍，予幼时闻父老诵之不替，第性急易怒，致染此症。先生分上中下三项施治，极其肯綮，病魔退避。然七情之病，须善调摄，侯因宦海沉身，难以养静。况又不能戒性，前症复发，偶值先生远游，他医袖手视毙，而莫可奈何。

感冒疑暑发散六

归安李县尊公子，年十一岁，于六月夜间，忽身体发热，微汗，头微痛，延儿医治之，认为伤暑，投以香薷饮冷服之，以身热有汗故也；服后，身热、头痛更甚，且增喘咳、吐痰。又延进看，谓脉气浮数，火热上炎，以芩、连、知母、天花粉辈清之；服后，喘咳不绝，饮食不思，睡卧不安。予诊其脉弦紧，左倍于右，面赤戴阳，明是风寒内束之症，理宜发散。李公曰：如此炎天，且身上时常有汗，何为要表散？予对曰：正因风寒伤其卫阳之气，令外之阳气拒而不得入，故汗微微而不止，内之阳气伏而不得出，故身翕翕而壮热，若解散其风寒之邪，则外者得入，内者得出，汗止而身凉矣。用干葛为君，苏叶、防风为臣，前胡、白芷、川芎为佐，橘梗、杏仁、甘草为使，热服，微覆，汗大泄，少顷，喘咳、壮热顿减，二剂全愈矣。

卢绍庵曰：安逸之体，与道途充斥者不同，虽是六月，原非中暑，大都贵宦公子，任情适意，口啖生冷，夜寝贪凉，致有表症。他医清暑清火，其势益甚，际此炎天，先生投以解表取汗，殊为奇巧。

泄痢发散七

归安李县尊令岳初到，路途感冒，至署头常微痛，身体微热，然饮食如故，不以为意，数日后，患水泄，小便赤涩，此公自谓知医，令人在药铺取胃苓汤二剂，服之，泄不止。后又见积，又刲芩、连、白芍、木香、槟榔辈二剂，服之，竟不效。李公令人邀予诊视之。两手浮弦，沉按涩数，曰：此因表气不舒，致令里气亦不顺，偶值脾胃不调而作泄也。乃以五积散，微加白蔻仁、木香二剂，大汗而诸症悉愈。

卢绍庵曰：长途未免劳顿，感冒又有表邪，继而饮食，业已成痢，世俗之见论之，惟投痢疾之药，人事之常也。先生以五积散双解表里之邪，得汗而诸症如失，痢因汗愈，非有真知灼见，孰敢如斯？

手足痿废峻补八

　　王庚阳，乃太守公济之长公子也，博学鸿才，名重一时，与予极相善，中年后，宦于岭南藩司募属，涖任数月，患手足挛拘，屈伸不利。彼处医家以风湿治之，不效。自制史国公药酒服之，亦不效。官舍非养病之所，而半万里之遥，寸步难移，幸堂官方伯，乃王公年家，而副理问又是闲曹，得以委曲周旋，未至削籍，着人星夜来迎，书中备陈苦楚之辞，殊堪怜悯，予以半生相与，不得以远为辞，乃命行李，兼程而往，至见之床褥，肌肉半削，面貌惨黯，忧容可掬，叙问间，王公涕泣，余亦为堕泪。诊其脉，左手细数，重按则驶；右手稍和，重按亦弱。询其病发之由，答曰：始偶不谨慎而冒寒，便发寒热，口觉苦，筋骨疼痛，服发散药，寒热已除，而口苦、疼痛不减，至月余，先左足拘挛，难以屈伸，渐至右足亦然，又渐至两手亦然，手更振掉不息，医数十人，议论不外疏风顺气，及行气行血而已，数月前，稍能移动，更振掉疼痛不可忍，今虽不能移动，幸不振掉疼痛。予曰：若不疼痛，大事去矣。答曰：不移动，则不痛，若移动，极其酸痛。予曰：幸矣，尚可药也，此筋痿症也，兄少年房帏间，曾有所思慕而不得遂愿否？答曰：幼年拙荆带一婢来，其色颇妍，予实昵之，拙荆觉而私黜他方，后极想念，如醉如痴，半年间，与拙荆欲事反纵，后患遗精、白浊几半年，至中年，此病亦常发。予又问曰：兄今阳事何如？答曰：久已不起矣。予跃然曰：兄无怪有此病也，《内经》痿论中一条云：肝气热，则胆泄、口苦、筋膜干。筋膜干，则筋急而挛，发为筋痿。帝问：何以得之？岐伯曰：思想无穷，所愿不得，意淫于外，入房太甚，宗筋弛纵，发为筋痿，及为白淫，故下经曰：筋痿者，生于疾使内也。兄之病因病症，已宣之千古前矣。盖思愿不遂，遇阴必恣，风寒乘虚袭筋骨而不觉，至中年之后，气血既衰，寒变为热，风变为火，消金烁髓，及病发，医者又不溯病源，而陡以风热之药治之，风药耗血，夫手得血而能握，足得血而能步，血耗无以荣筋，筋无所养，又何以束骨而利机关？宜其疼痛、拘挛而屈伸俱废也。今所幸者，饮食未减，大便犹实，盖痿症独取阳明，阳明盛，则能生气生血，未为难治。因用当归、地黄养血为君；然不补气，无以生血，又用人参、黄芪、白术以为臣；丹皮、黄柏、青蒿以清骨髓之热，山茱萸、枸杞子、牛膝入肝以为佐；少加秦艽、桂枝、羌活、独活以为使。又虑非气血之属，无以取捷效，乃以紫河车、鹿角、龟板、虎胫骨共煎为胶，酒服。每日煎药二剂，胶、药两许。十日手足便少能运，半月运动不痛，一月而起矣。择日参谒，方伯大骇之，备述其故，即令人持帖请见，予往谒之，与谈医道，极其钦服，谓予曰：本省制台正患消渴，医疗无效，令公邂逅来临，乃天之遣赐也，明日即来奉屈云。

卢绍庵曰：先正云：治病必求其本。王君之恙，他医见病治病，徒在标叶上做工夫。先生一见，即识是筋痿，锄其根而治之，枝叶自然痿落矣。非深明《内经》之旨，孰能起沉疴于一月之间哉？

卷一 第一世

下消温补九

两广制台陈公，年近古稀，而多宠婢，且极嗜酒。忽患口渴，茶饮不离于口，而喜热恶凉。小便极多，夜尤甚。大便结，必用蜜导，一日数次，或一块，或两块，不能一次尽出。下半体软弱，饮食渐减，肌肉已消。远近医家，尚有五人在内，其处方用药，大约不过生津、润燥、清凉之剂而已。予至，脉之，浮按数大而虚，沉按更为无力。曰：据医生愚见，大人之恙，当温补，不当清凉。公曰：此处医生俱谓贱疾消症，夫消是热症也，而公独欲温补，必有高见，请问其说。对曰：《内经》云：脉至而从，按之不鼓，诸阳皆然。今脉数大无力，正所谓从而不鼓，无阳脉也。以症论之，口渴而喜热饮，便秘而溺偏多，皆无阳症也。公曰：补阳将用理中、参、附乎？予曰：医生所谓温补，在下焦，而非中上二焦也。《内经》云：阳者，从阴而亟起也。又曰：肾为生气之原。今恙由于肾水衰竭，绝其生气之原，阳不生则阴不长，津液无所蒸以出，故上渴而多饮，下燥而不润，前无以约束而频长，后无以转输而艰秘，饮食减，肌肉消，皆下元不足之故也。公曰：予未病时，阳已痿矣，病后，从不近女色，肾未必衰竭。予曰：肾竭于未病之先，痿是肾竭明验，既痿之后，虽欲竭而无从矣。公为色变，自来医家，无此确见，且压以制台之尊，又有讳疾忌医景色，谁敢畅言？少顷，谓予曰：闻公起王理问于垂绝，能疗予疾于无恙乎？对曰：大人若任医生治疗，不为中挠，亦可不月而愈。公始霁颜曰：恣公之所为。予不用煎剂，但以八味丸料加益智仁，煎人参膏糊丸，每服五钱，白汤送下，日进三服。公曰：口渴奈何？予曰：渴亦由下元不足，津液不能上升，若服此药，下元渐充，溺得约束，则水自能上腾而为津液，何渴之不解？服之数日，诸症未见减，而溺已觉少，至十日，溺竟如常。大便尚燥，然每日一次，不用蜜导矣。第口渴不减，饮食仍无味，予以升麻一钱，人参、黄芪各二钱，煎汤送丸药。数服后，忽一日，口顿不渴，饮食有味。自此，又十日，而诸症悉去矣。公出见三司，备道浙江有此神医，是日，投帖来邀者以百计，予归心甚切，不别就道。

卢绍庵曰：消之为肾衰，人皆知之，先生独以为肾气之不足，不徒滋阴，而以桂、附、人参，益肾中之阳，俟下元充足而微升之，非有卓见，不能识此病情，非确得病情，不能用此药，如此识见治法，真超越今古矣。

久泻热壅敛补十

大宗伯浔阳董公，素有酒积，因而患痢。平时饮馔过丰，禀赋虽厚，而清凉消导之药，服之不为不多矣。姑苏盛医治疗痢症，虽已少瘥，而大便犹滞而不畅，小便短数黄赤，且身体时热，上壅头面，鼻塞、耳聋、眼昏、口燥。予诊其脉，浮大而数，按之而驶。董公问曰：脉气无害否？予曰：然。公曰：适间盛先生谓芩、连、滑石但可清下焦之热，当以凉膈散清上焦之火，以佐煎剂之不足，公意以为何如？予曰：愚意欲补敛，殊与盛君之见不合。公曰：盛先生谓贱脉尚洪盛，未可议补。予曰：公脉已请教数次，平日顶指洪盛，以常人论之，则今日之脉，犹未可为衰，以公无病时之脉论之，则今日之脉已弱极矣，何不可补？董公即令人请盛医进议，备述予言。盛君曰：邪热焰炽，以致上窍闭塞，恐不可补，便溺不利，恐不可敛。予曰：《内经》所谓九窍不利，由于阳气上盛而跃，此当议清议泻，若九窍不利，由于肠胃之所生，何妨议补议敛？今大便滞而小便短，以致鼻塞、耳聋、眼昏、口燥，非九窍不利乎？久泻、久痢数用清凉、消导之剂，肠胃有不虚乎？董公深然之，恳求处方。予曰：此由中焦气血不足，以致虚火上炎、下迫。用人参、白术补气为君，当归、芍药养血为佐，五味、麦冬、枣仁敛耗散之气以为臣，生甘草、茯苓缓以渗之以为使，待上焦既清，而后提其下陷之阳，则便实、溺清，而且快畅矣。董公曰：未服药，而意中已愈过半矣。盛君亦极首肯。服二剂，头面果极清爽，再以补中益气汤加减服之，便溺悉如所言。董公邀数次，此番尤为得意，以后便成相知。

卢绍庵曰：久病之候与暂疾之候不同，故现症似乎有余而实为不足，若非引《内经》以处治，何以释董公之惑，而服盛医之心？人泻我补，其卓识灼见，推重一时，大约如此。

咳血清解十一

少司马北川陆公，原有痰火，因感冒后，复触大怒，日中不觉所苦，夜卧发热，咳嗽见红。予适往吴江，是夜接一医商议，且先服童便数钟，服后血止，嗽亦不甚。清晨，复吐血，比夜，更多，而嗽亦甚。延数医诊治，以陆公年已周甲，而房事颇浓，争投滋阴降火、犀角地黄汤及六味地黄汤加知母、黄柏之类。至五日，予始至，病势甚剧，喘急倚息，彻夜不卧，时天气和暖，而极其畏寒。诊其脉，两寸关浮洪而滑，两尺稍沉而数。予未悉其受病之因，谓其长君陆乐川曰：尊公似有感冒不曾解散，今将有人里之意。因询致病之源及数日治法。予曰：初之见血，因其怒也，外感仍宜解散，乃以童便遏之，又重以阴凉之药滋之，表气壅郁，外不解，则内益不舒。日积之痰，新得之怒，二火皆无所泄，宜其愈逆而冲上也，然脉实症实，终属有余之邪，何必如此惶急？今尚畏寒，表症犹在，而喘急冲逆，阳明府中之热尤甚，宜合攻之，解散在经之邪，肃清胃府之热，而诸症自释。因用干葛、石膏为君，桑皮、前胡、杏仁、苏子为臣，薄荷、黄芩为佐，甘草、木通为使，一剂而减十之三，二剂而减十之七。明日诊之，寸、关已平，尺尚洪数，乃以前剂加元明粉三钱，一剂，出稠秽甚多，诸症全失矣。

卢绍庵曰：按《内经》曰：诸逆冲上，皆属于火。又曰：怒则气逆，甚则呕血。陆公禀赋极厚，年逾花甲，犹能不远房帷，诸医咸以平日之举动，迩日之怒气，竟用滋阴清火，而遗其新时感冒，皆缘脉之不明故也。先生脉理精明，内外虚实，不啻明镜，真叔和之再世欤！

咳嗽筋骨疼痛解毒十二

朱少川，十月间偶因感冒寒热咳嗽，筋骨疼痛，医用发散药数剂，寒热已除，而疼痛、咳嗽不止，医以羌活、独活辈治痛，以前胡、杏仁辈治嗽，百无一效。此君渔色，医认为阴虚，以六味地黄汤投之，月余，已数十剂，略不见减，其口渴异常，身热疼痛，日甚一日。予诊其脉，沉细弦数而有力。予私问曰：兄曾患梅疮否？答曰：已过矣。予曰：此症正其遗毒也。疼痛者，毒在经络、骨髓也；咳嗽、口渴者，毒火上炎也。因用养血解毒之药倍土茯苓煎服之，数剂而减，十剂而愈。

卢绍庵曰：梅疮结毒，多生于风流子弟，然无毒症而识其由于毒，此因切而知，亦因治渴而渴不止，治痛而痛益甚，故审其为毒，此亦识病之极巧者也。第毒症外科也，专门未必能识，姚明水之子，幼科也，专门不能奏功，先生投剂立愈，合内外大小，无所不通，足见先生学问之富。

夜热肉瘦去积十三

大司寇印川潘公，督学南畿时，其三令郎，年甫十四，初因感冒咳嗽，发寒热，服药已愈，后复发夜热，便黄，即日中亦微热，医以表散之后，气血不足所致，用补养气血之药而热益甚，见其不效，遂以为童子劳。又疑其已破身，为阴虚夜热例，而滋阴降火之剂杂投矣。肚腹渐胀，肌肉渐瘦，饮食渐减，其热日夜不止。予诊其脉，人迎颇和，气口紧盛，两尺洪滑，尚似童脉。印川夫人在屏后，令女使问曰：不知已成劳怯否？向服滋阴药不效，今有几位先生要用人参、白术，见他腹胀，未敢用，专候先生决之。予曰：公子一肚食积在内，理宜消导，滋阴固非所宜，参、术亦不可就用。夫人曰：如此羸瘦，恐消导不得。予曰：人之有疾病，即树木、稷粟之有凋零、萎黄也，由于瘠土太燥者，理宜滋壅灌溉，由于太肥太湿者，理宜燥之而易以瘠土，若以肥而益肥，其患甚于瘠矣。夫人谓女使曰：陆相公极论得有理，烦劳用心。予投以枳实、黄连、槟榔、神曲、麦芽、山楂、茯苓、泽泻、炙草，数剂而腹宽，日间不热。又数剂而夜热除，肌肉虽未全长，而精神已极爽健矣。后去槟榔、泽泻、麦芽，加人参、白术、姜、枣，数剂而全愈。

卢绍庵曰：童年夜热，或发散，或养血，或滋阴，或清火，百无一效，乃欲从事于参、术，互相猜度，良由指下狐疑而莫决。先生此道精专，议论凿凿，不补而消，与众医甚相违，而药病甚相合，缠绵久恙，一旦豁然。

烦劳热极胁痛十四

　　凌藻泉比部公，暑月荣归，亲友称贺，自朝至暮，殆无暇晷，夜间头痛如破，内热如火，通宵不寐，汗出如流，小水短赤，舌上黄胎，右胁胀痛。半夜，令人来城迎予，予适忙冗未至，近处医家数人，先到诊疗。有谓头痛身热宜散者，有谓烦劳之后宜补者，议论纷纷，不能归一。病家见病势危急，不敢妄投，必待余来用药。薄暮予至，见其身热、喘急，而语言似不能出，气乏不足以息。诊其脉，浮数，按之不甚有力。予曰：此热伤元气之候也。乃以河间桂苓甘露饮加人参一钱，服之片时，汗止、热减、喘定，便能言语。黄昏进看，藻翁曰：今日候公，度日如年，未服妙剂，昏困中不复识世间滋味，及服良剂，真如天上甘露，醍醐灌顶也。予曰：此药原名甘露饮。藻翁曰：古人制方之妙，苦不对病，藉公神力，药病已相对矣。是晚，又进一服，昏倦思睡，四鼓方醒。明早，其脉浮按已平，沉按弦而有力。予曰：浮热已除，内热未尽。藻翁曰：今日症愈十之八九，但胁腹尚微痛耳，不知可食粥否？予先以当归龙荟丸一钱五分，空腹送下，而后令其食粥。至下午，便通，色黑，痛即减矣。复以参麦散，调理一二日而起。

　　卢绍庵曰：昼锦荣旋，贺者盈庭，暑月应酬，不胜劳烦，以其有头痛身热，而欲散欲补，几致谬治。先生用清暑利溲，加人参，以培元气，诸症顿减，尚有胁痛者，肝火郁而未舒也，龙荟丸一入，便通病退，何其用药之神耶？盖先生诊脉超出寻常，以脉之浮数无力中求之，其余外症悉置勿论，脉精药当，是以人莫能及。

夜热咳嗽胁痛攻下十五

施南石，二十九岁，时患下午发热，直至天明方解，晡时仍然，夜间之热尤甚。咳嗽无痰，嗽则痛引胸胁，热甚则嗽亦甚，嗽甚则痛亦甚。初起延医，以感冒治之，服芎苏散一二帖，喘急殊剧，易以前胡、杏仁、桑皮、苏子辈，数剂，亦不效。后更数医，俱以阴虚治之，大约所处之方，不出天、麦二冬，知、贝二母之类。治疗数月，饮食渐减，肌肉羸瘦，其亲友无不认为少年劳瘵之症，必不可疗矣。最后一医，诊得脉弦数，左关尤甚，此肝火之所致也。因处一方，用柴胡、青皮、黄连、赤芍药、山栀仁、白芥子，自谓独得之妙，未有不中病者，及服数剂，略不见效。自此，苦于服药，卧以待毙，不亲医药者，已二月矣。其兄南屏，偶谒茅鹿门宪副公，备言其第不可救之状，茅鹿门问曰：不知城中陆养愚曾看否？答曰：独此位屡卜不吉，未曾接看。鹿门曰：若此君未医过，未必无救。南屏即着人延予诊视。其六脉沉数而滑，右关、尺更有力，询其胁痛，似从右而应乎左，思仲景云"饮在胁下，咳则引痛，谓之悬饮"，今嗽则痛，不嗽则不痛，明是悬饮症，第十枣汤，非常用之方，且病人狼狈之极，必不肯服，乃以润字丸料，加入甘遂，和丸，不令病家知之，但谓病因痰积不出，所以作热，热则嗽，嗽则痛，今以丸药，渐消其痰，发热之根去，则嗽与痛自减矣。病人见说不必吃煎药，已喜。因令二分一服，一日二服，每日加一分，加至五分一服，便出稠痰碗许，痰中有一块，半软半硬，如鸡卵大，胁痛如失，是夜，热嗽减十分之六七。又用人参、白术、归、芍、茯苓、贝母、甘草为煎剂，与丸药间服。丸药仍日减一分，直至便中无痰，始止丸药，用前煎剂，每日一帖，调理月余，嗽热不作，肌肉如故。

卢绍庵曰：丹溪朱先生有云：人之生命至重，非积岁月之功，岂可便视人之疾？斯乃为庸医下针砭也。大都自古及今，庸医比比，明医难得，兹以施君之病论之，学问之浅深，于斯判矣。施君抱病已久，众医杂治，不见其减，守病二月，不见其增，先生诊视，即知是悬饮。病久体虚，恐不堪十枣汤之眩眩，而易以润字丸加甘遂，且所服不多，又非煎剂，病者甚是喜悦，盖缘以前医家并无此等高论，及聆先生玄谈，洞悉病状，自然情欢意惬，药到病除。予生也晚，恨未获亲炙先生，迩来捧诵遗稿，开豁茅塞，知先生之宗仲景立论，非庸庸者所能见及也。

不寐用涌汗十六

沈虹台翰俭公，居林下，年近五旬，体肥善酒，奉养极厚，酒后自忖强壮，暑月初秋，常卧风露下更余，或至半夜方就内寝，从来无病，忽于秋末冬初，酒后烦闷，黄昏卧而不得寐，至夜半似睡非睡，直至天明而睡始少沉，自此日以为常。数月间，医药杂投，有主安神者，有主养血者，略无寸效，惟服清火、清痰，稍觉有益，然亦未有熟睡更余者。自冬徂春，易一方一医，间有少差，数日即复如故，唯大醉后得吐，方始沉卧一二时，然日间即懈怠不能起，且饮食无味。延至仲夏，忽一夜因清卧不寐，神思烦躁，身体作痒，令人烧热汤澡浴，是夜睡至天明，由是临卧必浴，虽不能如初浴之长睡，而或二更、或一更，若间日浴，即不能寐矣。比至立秋，浴亦渐不能熟睡，八月间，竟全不睡。适司成屏麓范公往苏拜之，乃沈公年家也，极称予术，因来迎予往诊之。六脉沉涩，而两寸尤甚。沈公备述病情，且言平日天气少暖，即畏热、多汗，自病后，但烦闷而不畏热，暑月竟无汗。予思《内经》每有论而无方，独不寐一条，兼有其方，何今人不知用？及用，亦无效也。经言不寐之因，则曰：卫气行于阳，不得入于阴。行于阳，则阳气盛，不得入于阴，则阴气虚，故目不瞑。又曰：阳明热不得从其道，故不得卧。又曰：胃不和，则卧不安。其言治疗之法，调其虚实，以通其道，而去其邪。又曰：决渎壅塞，经络大通，阴阳得和。其方，则以千里水，扬之万遍，炊以苇薪，用秫米、半夏煎饮其汁，病新发者，覆杯则卧，汗出则已，久则三饮而已。今沈公得吐则睡，是内之壅塞须决也，澡浴则睡，是外之经络须通也。因用子和法，投独圣散，三日约涌其涎饮盆许。是夜，身虽困倦，然已得睡，禁其厚味酒醴，惟稀粥自养。待五日后，先令密室中置沸汤数锅，使热气熏蒸，中设一桶，深汤澡浴之，抹干就寝。随投以煎剂，用麻黄、苏叶、干葛、防风、威灵仙、半夏各一钱，照《内经》煎法，热服，厚覆之，汗微微而来，是夜睡始沉。又将息二日，再以此法大汗之。自此，不惟睡卧如常，且身体轻快，精神清爽，六脉皆起且流利。予曰：病已去矣。因求归，公虑复发，曲留旬日而归。自此书札所及，必曰遇仙后，得赐余生云云。

卢绍庵曰：肥人多痰，极怕暑热，醉卧风露之中，水湿皆郁而为痰，外壅经络，内淤肠胃，是以痰病废寝忘食，昼则不知饥馁，虽食不多，夜则惺惺不寐，虽寐不沉。独圣散，乃瓜蒂一味，性能涌吐，此张子和心法之妙，先生举而行之，涌痰盆许，肠胃之瘀塞者已通，熏浴覆汗，经络之壅滞者亦散，痰消气爽，神安思睡矣。病家以为独圣散之功，非先生独得之见，能用之乎？

中风五精相并峻补十七

吴少参老先生，年五十，新得美宠，荣归祭祖，跪拜间，就倒仆，汗注如雨，浑身壮热，扶至床褥，人事不省，速接名医治疗。众医齐集，俱谓先用纯牛黄灌之。予后至，诊其脉，关、尺浮数而空，两寸透入鱼际，此阴虚甚而阳亢极也，因谓病家曰：无灌牛黄，灌之即死矣。急用生地自然汁一升，人参一两，麦冬五钱，五味子一百粒，煎浓灌之，至二三服，神气稍定，汗止。是夜，似睡非睡；至五更时，作恐惧状，如人将捕之；至清晨，又作盛怒状，骂詈不止；至午间，又大笑一二时；至薄暮，又悲泣。自此，夜静日作，病家以为鬼祟，众医束手。予思之，此即《内经》所谓五精相并也，并于肾，则恐；并于肝，则怒；并于心，则喜；并于肺，则悲。刘河间云：平时将息失宜，肾水不足，心火亢极，乃显此症。夜间阴盛，邪乃暂息，日中阳隆，遂游行五脏而无已时也。仍用前方，减人参之半。旬日间，或但悲笑，或但骂詈，恐惧人事，时省时不省。饮食与之，尽食方止，不与，不思索。大小便亦通。至半月后，而谵妄不作。自后，调养气血之药，至百剂而始愈。

卢绍庵曰：肾水衰极，火无制而游并五脏。五更，肾水用事之时，火并而作恐惧状；清晨，肝木用事之时，木并而作怒骂状；日中，心火用事之时，火并而作喜笑状；薄暮，肺金用事之时，火并而作悲泣状。兹有吴公之奇症，故天生先生之奇人以治之，有先生之绝技，故天假吴公之怪病以显之耶。

便泻肿胀温补十八

许默庵，素有肠风症，常服寒凉之药，中年后，肠风幸愈，致伤脾胃，因成泄泻之症。初泻时，服胃苓汤一帖便愈，年余之后，服不见效。近来，四肢浮肿而厥，肚腹膨胀而鸣，面色黄萎而带青，身体苦冷而带热。予诊其左脉沉缓而迟，右脉沉弱而弦，曰：诸缓为湿，应泻而浮肿；诸迟为寒，应厥而苦冷；右弦，为木乘土位，应腹胀而面青；沉者，阳气不升也，弱者，阴精不实也，脉色与症悉相应，然治疗亦不可缓。用人参、白术、黄芪、炙甘草为君，以补其虚；炮姜、附子为臣，以温其寒；升麻、防风为佐，以升其阳；茯苓、泽泻为使，以胜其湿。服十剂，而诸症渐减。又合八味丸，间服而全愈。

卢绍庵曰：人之一身，脾胃为主，脾统血，脾司运化。脾气健旺，四体安和，脾气衰微，诸疾生焉。其肠风、泄泻、肿胀、萎黄、苦冷等症，皆属脾虚。语曰：不能治其虚，安问其余？先生乃以温补中气为主，而佐之以升，根本既培，枝叶自然荣茂。

心痛肠红上温下清①十九

陆前川，素患肠风便燥，冬天喜食铜盆柿，致胃脘当心而痛。医以温中行气之药，疗其心痛，痛未减，而肠红如注；以寒凉润燥之药疗其血，便未通，而心痛如刺。屡易医而技屡穷。予诊其脉，上部沉弱而迟，下部洪滑而数，曰：此正所谓胃中积冷、肠中热也。大肠属金，原喜清而恶热，喜润而恶燥，况素有肠风燥结之症，因心痛而投以辛温香燥之剂，能不剧乎？脾胃原喜温而恶寒，喜燥而恶湿，况新得客寒犯胃之症，因下血而投以苦寒湿润之品，能不甚乎？前川曰：向日大便一次，肛门几裂，血下不止，今已不行数日矣，此番大解，不知更当何如，肯公妙剂，稍宽一次之苦，亦是再生矣。予先设法以救一时之急，用润字丸三钱，以沉香末三分衣其外，浓煎姜汤送下二钱，半日许，又送一钱。平日服寒凉药，一过胃脘，未有不痛，少顷，其痛如割，今两次丸药，胸膈竟不作祟。前川曰：已过此一关矣。至

① 清：原作"补"，目录为"清"，义胜当从。

夜半，大便行，极坚而不甚痛，血减平日十之六七，少顷，又便一次，微痛，而血亦少，便亦不坚。清晨，又解溏便一次，微见血，而竟不痛矣。前川出谢，眉目俱开，曰：此难已仗神力过矣，只心口之痛未舒，而一时权宜之法，恐不可为常，乞更图之。因为修合脏连丸，亦用沉香为衣，姜汤送之，以清下焦之热，而润其燥。又以附子理中料为散，以温其中，饴糖拌吞之，以取恋膈，不使速下，不终剂，而两症之相阻者，并痊矣。前川因此结为终身之交。

卢绍庵曰：胃寒则宜温，肠热则宜凉，一人之身，上下各异，殊为掣肘，屡药无功。先生用丸以治其下，用散以治其上。丸者，缓也，达下而后溶化，不犯中宫之寒。散者，散也，过咽膈即消溶，不犯魄门之热。妙处在于沉香、饴糖。非先生，孰能有此巧思乎？

疟由肠实胃虚补中通下二十

窗友朱远斋，与予同行浙、直间，而辨论更为悬河，三吴医家遇之，无不慑服。归安县尊新任未几，闻其名，屡召不赴，借事系之狱。湖郡乡先生如潘、如董、如闵，无有不与吾两人莫逆者，远斋被系之日，归安宾馆，黄盖者七，青盖者五，县主怒，竟不释，谓其衙役曰：即诏书来，决不轻放。意欲毙之杖下，会按院将巡湖，县主事体忙迫，未几问决。远斋尊嫂，日夜在余家号哭，有时拜求，有时怒詈，谓：平日不啻同胞，今日如此看冷，真所谓患难之时一个无也。余如坐针毡，百计无从解释。适按院省中动身之日，陡发疟疾，北方人极忌此症，即于省中延名医陈姓者，带至湖，虽欲闭门静养，而各官参谒，自多一番劳顿，次日觉剧，数日间，日甚一日。道尊问安，甚至有办后事之语。夏初，道尊患伤寒症，予调治而愈，因令人召予，曰：我素知汝术甚神，意欲送汝进看按爷，第关系极大，不可轻举，今病势危迫，万一不讳，我及府县，俱有干系，汝自量能任否？予正欲得便以救远斋之厄，岂复顾利害？对曰：医生进看，可救，用药；若不可救，不用药，决不敢误。明日，道尊禀过，即命捕官来召。余进谒诊视，其脉两寸关浮数微弦，按之极弱，两尺沉按紧小。其症不发时，亦懒于动作，身体常热有汗，腹中极饥而痞闷不敢食，且小腹更为胀急，大便欲行而不行者，已七八日；发时战栗而身体极热，烦渴、躁扰、喘急甚为难忍。及审陈医所用之药，初则发表，后以痞闷用二陈、青皮、草果燥热之品，常山亦私用而不效；及审饮食，平日大餐，且喜厚味，自病后，肥甘不敢沾唇，且北人从不吃粥，病剧又不能啖面食，日啖干糕数块以为养。夫滋润之物，既已断绝，复重以风热燥削之药，肠胃安得不干涸，而痞满燥结所自来矣。予思此症乃是肠实而胃虚，若以丸剂通其下结，以煎剂补其中虚，病可立已，然必徐为之，方可为远斋地。出复道尊及府尊、各县尊，曰：按爷之恙，大事无害，第势正猖獗，必数日，方可衰其半，十日，则全愈矣。道尊大喜，急促予药，俟服而去。予曰：此时，疟将发矣。《内经》曰：无刺熇熇之热，无刺浑浑之脉，无刺漉漉之汗，为其病逆，未可治也。俟医生再细审按爷病情，而后投药，方为万全。各官俱出，至未申时，按院疟止。予以清气养荣汤进服之，薄暮，索糕饼为膳。予曰：糕饼甘而且燥，恐不可吃。按台曰：我素不好此，因粥味口淡，不得不藉此耳。予曰：少以腥味为菜，自不淡也。按台曰：陈医谓此症极忌腥味。予曰：少用，无甚害。遂以火肉，进粥二碗。黄昏，欲解而不解，予以蜜导之，出燥屎数枚，是夜，甚安卧。明早，各官进问，按台曰：服陆医生药，颇觉清爽，第未知发时何如耳？及疟发，比前减十分之三。晚间，各官进问，按台大喜，曰：今日差有生意矣。是日夜，予进前汤二剂，病减十之六七。按院以陈医治疗无状，有罪之之意，予极力周旋，得不失体面而去。又三日，诸症尚未脱然，予乘间禀曰：老爷症减，而脉似未减，所以余邪未尽，且恐后日有变，医生有师兄朱如玉，术高医生百倍，若得此人商治，百无一失。按院即欲令人召之，予跪禀曰：适得罪归安太爷在监。按台欲行牌去取，予曰：若如此，则医生之罪大矣。按台因吩咐捕官，着归安县请医生朱如玉。县尊知予故，谓远斋曰：陆岳在按爷处，我晓得人情极大，汝今日且去，若我县间事体，少有差池，多是汝两人之故。远斋进见诊视后，细谈按台病情，无不如见，按台极为称赏，恨相见之晚。因用润字丸药三钱先服之，随以予所用之汤方，加生脉散投之。是夜，解宿垢极多，明日，精神爽健，疟即止矣。远斋拉予，以县尊之言，禀明按台，按台示之风旨。后，县尊与我两人，反成相知。

卢绍庵曰：朱陆二位，行道当时，声名不相上下，而文理以先生为优。朱君不知何故触怒县尊，虽众乡绅莫能解，偶值按院染病，先生居间调停，以解朱君倒悬。

二位起按院之病，按院救朱君之命，非按院之幸，乃朱君之幸也。县尊盛怒之下，闻先生所为，意殊不怿，迨后怒解，敬先生之谊，更相莫逆。先生此举，明知触犯县公，欲全交好而不顾其害，与后推让臧舜田之谢仪，曲尽人情而不私其利，避害趋利，人事之常，先生则否，此等作为，良有上古之风，而非俗世之人所能及也。

中风用灸二一

吴江春元邹心泉，年未五旬，患中风，耳聋鼻塞，二便不通，四肢不随而厥，语言不出，一有所言，便说亡故之人，本家先灌牛黄将一钱矣。即日来延予，予未至。彼处医家数人诊视，谓病家曰：经云：脱阳者见鬼，脱阴者目盲。今口说亡人，目无所见，是见鬼与目盲也。又洁古有云：中腑者着四肢，中脏者滞九窍。今手足不随，上下秘塞，是脏腑兼中也。且六脉弦数无伦，《脉诀》云：中风之脉迟浮吉，急实大数三魂孤。脉症俱危，恐无生理。病家急求用药，同议一方，用人参五钱，熟地一两，附子、肉桂各二钱半。未及服而予适至，诊其脉，病家备述彼处医家之言，予曰：尊公之脉，浮按果极急数，诚中风所忌，然中按稍觉和缓，是犹有胃气，非真脏脉也，决为必死，恐未必然，所畏者，第两尺重按觉空耳。予出谓众医曰：诸公所处之方，阴阳兼补，诚治本之法，第当上下秘塞之时，补剂恐不能奏效，愚意先通其二便，使浊阴降，则清阳之气得以上升，而后徐议补。《内经》谓：病发而不足，本而标之，先治其标，后治其本。众医曰：病势如此危急，恐不可迁缓。病家亦主于骤补，将前药灌之。予以此症摇头、上窜等恶候尚未见，即迟一二日未死，俟他药未效而图之，未晚也，因不与争执，适彼处澜溪周家来邀，予竟辞去。是夜，连灌数剂，俱停积在胸膈之间，揉之作声，略无下腹之意。明早来促予诊视，比至，举家泣拜，以求万死一生，因说昨夜进药不行，恐五脏已死矣。予进诊视，脉仍前，无所进退，即于袖中出家制神佑丸数十颗，抉开其口纳之，令灌以淡姜汤，若此药下咽，便有治法。进姜汤将二钟，药即吞下，即为灸百会穴，欲使阳气上升，又灸关元穴，不使阳气下陷，灸至一二壮，目即能开，眉频蹙。予问其痛否，即能点头，予知其耳聋微闻，口唇蠕动，尚未有所言，四肢亦少能动。予谓之曰：忍至七壮，公可生矣。亦点头。灸将毕，腹中雷响，予问：欲便否？亦点头。即扶起至便桶，大小便俱通，且垢秽极多，起至床，觉有久阴忽霁之意，言曰：吾腹中已爽快矣。少顷，又泻一行。予令急以前药倍人参煎。俟及又欲便，予令即在床中便之，便后有晕意，以药徐徐灌之，少顷，亦苏。自此二日，人事渐省。第手足振掉，左半体不遂，于大补气血之中少佐以却风、顺气、消痰之药，如秦艽、全蝎、僵蚕、乌药、星、半之类，出入加减，调治年余而愈。此症初起，气血不足为本，九窍秘塞为标，先通其秘者，急则治其标也；醒后见风症，亦不足为本，风症为标，然专补气血，少佐风药者，缓则治其本也

　　卢绍庵曰：虚实补泻，医家治病之大纲，虚为正气不足，实为邪气有余，先祛其有余而后培其不足，斯自

然之理也，他医佥议投补，邪得补不益盛乎？奈何一传
众咻，难以理胜。次早急来相邀，先生知其补药之误也，
病已危迫，势难迁缓，袖藏丸药，投之，应手而效，兼
之外施灸法，内服煎剂，此等治疗，起九死而一生之，
令人叹羡而莫可企及。

口㖞属阳明经二二

范溪云，患口㖞不正、四肢拘急，将月余，针灸、
涂贴，百法不效，更医者四，发散、清理，汤剂杂投，
病不少减，延至半年，时常自汗、恶风。予脉之，左手
浮紧，右手洪缓，谓病家曰：此症风客阳明经，留而不
去，郁而为热，当解散之。病家曰：发表药已服多矣。
予问曰：服何药？病家曰：小续命汤。予曰：小续命，
半多热补之药，服之当剧，何能愈乎？病家曰：单发散
药，亦服多矣。予问曰：服何药品？病家曰：重则麻黄、
桂枝、羌活、独活，轻则柴胡、干葛、防风、白芷，以
至天麻、秦艽、荆芥、薄荷之类，无不尽试。予曰：宜
其不能愈也。盖此症邪在一经，诸药虽多属发散之品，
然杂而无主，不能专入一经，而各经之无邪者，诛伐无
过，徒足以虚其表，而不足以去其邪，故反见恶风自汗，
而无救于口之㖞也。经曰：胃足阳明之脉，挟口，环唇。
兹病口㖞、唇斜，是知此症乃阳明一经之症也，羌活、
麻黄等药，各有专经，即有一二入阳明者，众咻一传，
何以成功？因用葛根五钱、升麻二钱，重剂以逐阳明固
结之邪；白芷二钱、僵蚕一钱五分，以达头面不正之气；

黄芪钱半、桂枝五分，以固周身疏泄之表；桔梗一钱、甘草五分，载诸药上行，"本乎天者，亲上"之义也。服二剂便效，数剂之后即全正矣。后以养营血、实腠理之剂，少佐清热去痰之药，调理而如故。

卢绍庵曰：中风有中脏、中腑、中经络，而分轻重缓急，今口㖞不正，乃中经络之轻缓者。他医不解分经施治而概用发表，广络原野，冀获一中，宜其病之难去也。先生乃能辨识阳明一经，直捣中坚，歼厥渠魁，而胁从者，自然瓦解。

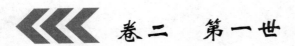 卷二　第一世

三世医验卷之二　习医铃法
前明吴兴陆岳养愚著
卢明铨绍庵发明
子桂肖愚　孙士龙祖愚辑
国朝同郡后学李沐素轩重订
石门后学马珮恚敏夫校刊

食中脉伏涌泻消导二三

许省南，忽得暴疾如中风，口不能言，目不识人，四肢不举，苏合、牛黄丸相间而投，毫不苏醒。一医投以小续命汤，反增喘急、身体壮热、手足厥逆，举家惊惶无措，医者以六脉沉微，拟用附子理中汤，病家求决于余。余诊其脉，两寸似有似无，两关尺竟无可寻，乃由痰气壅逆而然，非不足而沉脱也，因谓病家曰：此脉乃伏而不见，非沉弱也。乃从胸按之，即眉为之皱，按至腹脐，体为之举，若有不可忍状，细询其得病之由，病家曰：因宴客，日间烦冗，无暇吃饭，至晚陪客毕，即发此症。予曰：饥极过饱，此食中也。口不能言，目不识人，脉伏不见，皆因饮食填塞清道所致。四肢不举，即经所谓土太过，令人四肢不举者也。若初起一吐，足了此局矣，今延迟一二日，上中下俱受病，当吐下消导并行，以分杀其势。乃先以生姜淡盐汤灌而探吐之，涌出痰涎、酸水数碗，一时顷，神思便觉稍清。予诊其脉，寸关逼逼而来，谓病家曰：无忧矣。又以三棱、莪术、槟榔、枳实、白豆蔻、木香、陈皮、神曲、莱菔子，水煎，分消中焦之痞满，以行中道。又以煎药送润字丸五钱，下三四行。由是，始知人事，能言语，手足顿能运动。再诊之，关尺俱见，且沉实有力，胸膈满闷，按之犹痛，又以前煎方送润字丸二钱，每日一帖，四日后，按之不痛，方与稀粥。胸膈尚痞，时或吐痰，乃以消导二陈汤中少佐归、芍以养荣血，参、术以扶胃气，木香、白豆蔻以宽其未尽之痞，旬日而复。

卢绍庵曰：脉为气血之先，中焦为气血水谷之分，食停中脘，则中焦痞塞，痰涎亦因之壅滞，升降之机不运，卒倒类乎中风，其脉亦因之隐伏。他医乃欲投以参附，病者命未该死，得遇先生。诊其脉，不足凭，问其言，不答应，先生乃弃脉从症，按其肚腹，知其为有余实邪，非不足虚症也。涌其胸膈之痰，而寸关脉应，行其肚腹之积，而尺脉亦应，临危取胜，殊为高手。原夫攻补两途，水火冰炭，差之毫厘，生死立判，可不慎哉？

过汗灸补二四

丁慕云，于正月间患麻木，左手足不能举，恶风，或时自汗，自用小续命汤，服之至十剂，诸症不减。一医以为风症宜大汗之小续命，虽有汗药而杂以补养气血之品，故不效耳，因倍风药，减白芍、人参等味，连进二剂，汗出如雨，反觉一身尽痛，或此或彼，游走不定，并右①手足亦不能举，神思昏沉，四肢厥逆。病家危之。予诊视，阳脉弦细而数，阴脉迟涩而且空。此症虽似中风，然古人谓：麻者，气虚也；木者，血虚也；手足不举者，脾虚也。有此三虚，止宜调养气血，则风症自除。小续命汤正以风药过倍，血药殊少，何反倍风药而去参、芍？宜其剧矣。仲景云：大法夏宜汗，以阳气在外也。春月阳尚稚，初出地下，大汗之，使卫气亟夺，卫气失

---

① 右：两本此处原皆为"左"，但从上文"左手足不能举"推测，此处疑为"右"。

守，荣血不随，所以遍身走痛，昏沉厥逆，皆气血垂绝之象也。急用大料十全大补汤浓煎灌之，神气稍苏。又为之灸百会、风池、肩井、曲池、间使、三里六穴，各数壮，以防中脏之危。自此，每日二服，而饮食渐进，手足渐能运，其麻木疼痛，亦觉渐宽。第大便常不通，胸膈痞闷，身体微热，此汗多津液不足，故大便燥结，下不去则上不舒，以润字丸五分，日二服，大便通而犹燥，后用八物汤倍归、地，加麦冬、知母，以润其燥，少佐槟榔、木香、白豆蔻，以调其气。自后，每燥结，服润字丸五分，甚者一钱，月余诸症悉愈。

卢绍庵曰：病起于麻木，而后手足不随，乃是气虚为本，他医反以风药治之，宜其标病益增。非先生卓见，弃标从本，不及殆哉？

少阴在泉两尺不应二五

周两峰，自省中归，头痛身热，舟由前山漾过，偶风波大作，几覆其舟，比至家，胁大痛，耳聋，烦渴，谵语，急延一医诊治。值医来时，忽吐血盆许，医者进看，见满地皆血，喘息不定，气已为病者所夺矣，诊脉后，谓病家曰：两尺不起，寸关弦紧，烦渴谵语，是阳症也。弦乃阴脉，仲景《伤寒论》曰：阳病见阴脉者死。况两尺属肾，乃人之根蒂，今尺脉不起，根蒂已绝，孤阳上越，逼血妄行，症固危险，脉又相应，断为不治。病家哭拜，恳求用药，不敢投而去。延予决之，备述前医之言。及予诊视，吐血以止，喘息已定。诊其脉，两寸关弦而微数，两尺果沉而不起。病家问曰：脉果弦否？
予曰：虽弦，却亦无害，盖弦数乃少阳本脉，今胁痛、
耳聋，亦少阳之症，脉症相应，何为就死？又问：两尺
果绝否？予曰：两尺不起，亦自有故。《内经》曰：南政
之岁，少阴在泉，则两尺不应。今岁己酉，己乃是南政，
酉为阳明燥金司天，少阴君火在泉，故不应耳。吐血者，
因舟中惊恐，血菀而神慑，为热所搏也。谵语者，三阳
表症已尽，将传三阴也。兹且以小柴胡和之，俟实坚而
下之，旬日当愈矣。因付二剂，明日，胁痛稍愈，耳聋
微闻，但仍谵语，胸膈满闷，舌上薄黄胎，仍以小柴胡
加枳、桔、黄连，日服一剂，二日胸膈少宽。黑胎有刺，
大便不行，约七日矣，方以润字丸三钱，前汤送下，至
夜，更衣，身凉，诸症转失。后去枳、桔，加归、芍，
调理旬日而起。

卢绍庵曰：先正云：不识十二经络，开口动手便错，
不明五运六气，遍检方书何济？五行以土为尊，故运气
之中，以土为君位，为南政，其余金木水火为臣位，为
北政。君之所临，则其脉伏而不应，司天在上，在泉在
下，司天应寸，在泉应尺。今南政之岁，君火在泉，故
两尺不应，症有余而脉不足，便断以为死，庸庸者流，
乌知所谓阴阳五行、五运六气者哉？丹溪曰：不知易者，
不足以言太医。今以此症论之，先生之学问渊源，已令
人景仰靡已矣。

阴斑温补二六

王野溪，病伤寒六七日，已发表矣，忽身热烦躁，口渴咽干，大小便利，而不任风寒。一医用凉膈散疗之，反于胸前见斑数十点，色微红，乃以消斑青黛饮投之，又发谵语，手足厥逆，医者曰：此热深之故也。拟用承气下之。病家疑畏，不敢服，求决于予。予诊其脉，浮数六七至，按之而空，曰：此阴盛格阳症也，下之立毙。《内经》至真要论云：病有脉从而病反者，何也？岐伯曰：脉至而从，按之不鼓，诸阳皆然。今脉浮之而数，沉之而空，正阳虚为阴所拒，不能内入，而与阴交。身热烦躁，口渴咽干，浮阳外越之故也。畏风，恶寒，阳气不足也。发斑者，因寒药拨之，不能引火归元，致无根失守之火聚于胸中，上熏于肺，传之皮肤而为之耳，非内热发斑例也。谵语者，神不守舍也。手足厥逆者，阳将竭也，若冷至肘膝，则无及矣。此与李东垣治冯内翰之侄目赤、烦渴，王海藏之治侯辅之发斑、谵语同例，一用真武，一用理中，此先哲已试之成验，医者不知取法耳。急用大剂参、术，峻以补之；干姜、附子，引以回之；麦冬、五味，敛而收之；甘草、芍药，调而和之，浓煎，俟冷，徐徐服，一日一夜，令药相续不断。自此，三日夜，而病势始减，旬日后，少加减之，月余而后得起。

卢绍庵曰：外症身热，口渴烦躁，发斑谵语，显是热症，他医欲清凉，先生反投温补，以其脉虽浮数，按之不鼓故也，非先生精于脉理，孰敢担当？

伤寒先补后散二七

吴子玉，病发热、头疼、腰痛、烦躁、口渴、无汗，病家知为伤寒，延数医调治，有主麻黄汤者，有主羌活冲和汤者。予脉之，阳部浮数而不甚有力，阴部沉弱而涩，谓众医曰：愚意此症此脉是有两感之象，此重有所用力兼之房室而得者，不可轻汗，宜先投补剂，托住其气血，待日期而汗之。众医曰：太阳症而用补，仲景有此治法乎？予曰：仲景虽无此治法，而未尝无此论。"太阳症，宜汗，假令尺中迟，不可发汗，何以知之？以荣气不足，血少故也。"今病寸脉浮数而无力，表症不甚急，尺脉沉弱而涩，则里虚可知，伤寒有失汗而传里者，亦有误汗而传里者，此症是矣。众犹未晓。病家泥于伤寒忌补之说，姑从羌活冲和汤服之，一日一夜二剂，前症俱剧，仍不得汗。拟麻黄者，以药轻病重之故，欲大汗之，病家再求决于予。予曰：若服麻黄汤，亡阳、谵语之症即见，毙可立而俟也。病家不敢投。予用补气养荣汤二剂。彼医后议曰：表症投补，后日热邪传里，大黄又让他用，人家用医只论名重有时运，大率如此。服后，诸病未减，亦不剧。又延予诊之，寸关如故，两尺稍有神，再用前汤二剂。又约一日夜，方以参苏饮微汗之，汗后，诸症悉愈矣。病家谓彼医曰：名不虚传。君谓投补，必有承气之患，今竟何如耶？后，每遇称服，不敢妄议。

卢绍庵曰：伤寒病，服麻黄汤三剂而汗不出者死，津绝故也，必元气固而能蒸发津液为汗。表症宜汗，而尺脉迟者，须先补托其元气而后发表，先贤之议论具在，庸工目中未尝觌及，反妄加嘲讪，迨至先生治验，群众始赧颜慴服，迟矣，晚矣。

伤寒蓄血二八

凌东阳，患伤寒，已经汗下，身体外不热，而以手扪之，热极；饮食不进，胃中饥饿不能忍，及强食稀粥，胃脘即胀疼不能当，须人用力揉之，待一二时，始下大腹，甫下，即又饥，不能支持；大便五六日不行，而少腹不硬满。数日间，医者以汗下身凉，大约用开胃、养血、顺气之药出入加减，而病觉日甚一日，病人自分不起，延予商治。予诊之，两寸关浮数，两尺沉数有力，曰：蓄血症也。因下之太早，浊垢虽去，邪热尚留，内无浊垢之结燥，致血结成瘀。胃中饥甚者，火也；食即胀者，邪热不杀谷也；揉下仍饥者，胃中空涸，邪热尚在也。法宜清上焦之热，去下焦之瘀，而后徐议补。在座医者曰：许学士谓：血在上，则喜忘，血在下，则发狂。今有瘀血，何以无此症也？予曰：成无己固深于伤寒者也，谓：不大便六七日之际，无喜忘如狂之症，又无少腹硬满之候，何以知其有蓄血？盖以脉浮故也。浮则热客于气，数则热客于血，下后，浮数俱去，则病已；如数去，而浮仍在，则邪独留于卫，善饥而不杀谷，潮热及渴也；浮去，而数仍在，则邪独留于荣，血热下行，

血得泄，必便脓血，若大便六七日不行，血不得泄，必
蓄在下焦而为瘀，须以抵当汤下之，此前贤之成案也。
众医语塞。乃用淡盐汤急送抵当丸三钱，取咸走血之意，
以去荣中之结热，随浓煎人参汤，调凉膈散五钱，徐徐
送下，以去卫中之浮热。用人参汤者，病久数下，恐元
气不能支也。如此两日，结血去，浮热解，饮食渐进。
后以清气养荣汤调理，旬日而愈。

卢绍庵曰：蓄血之症，最难辨识，先正虽云"蓄之
在上则喜忘，蓄之在下则如狂"，然狂易于识认，以其显
形于外也，若忘则隐默于内，谁人识得？凌君汗下后而
成前项诸症，若非先生辨别精确，畴能识其肇病之因？
乃用抵挡丸袪下焦之蓄结，凉膈散清上焦之浮热，而上
下之邪既去，恐元气由兹而虚脱，又以参汤以固其本，
先之以诛伐，继之以抚循，有制之兵，动无不胜。

伤寒通因通用二九

汤二老病伤寒，已发汗矣，后忽下利，身热，头微
痛，神思昏愦。一医认为合病下利，复用解肌发表药，
病反增剧，有汗恶风。后易一医，认为阴虚，用理中合
四物投之，遂彻夜不寐，妄有所见，躁烦谵语。一医云：
此协热下利也。用白头翁汤二剂后，病势略可，数日诸
症不减，四肢厥逆。病家急甚。予诊其脉，浮按散大而
数，沉按细数而有力，曰：向云协热者是也，第宜调胃
承气汤下之，不当止用白头翁汤耳。坐中适有一医云：
下利厥逆，可复下乎？予曰：《内经》云：塞因塞用，通

因通用。王太仆曰：大热内结，淫泻不止，热宜寒疗，结复须除，以寒药下之，结散利止，此通因通用之法也。彼医云：恐非仲景法。予曰：仲景深于《内经》者也。仲景云：下利谵语，有燥屎也。厥逆者，热深厥亦深也，承气下之。此正仲景法也，又何疑哉？第此症初见时，下之即愈，今日数已久，元气将脱，不得竟下。因用人参二钱浓煎，送润字丸五钱，是时，日将晚矣，夜半出燥屎数十枚，清晨利减十分之五，手足稍温。第沉昏更甚，问之不语，病家又危之。诊左脉，微浮略数，右脉，少沉微数无力，予曰：不足忧也。又用人参五钱浓煎，送润字丸二钱。日中，又出燥屎数枚，溏便少许。薄暮，大便不行，问之能语，索食，稀粥与之。是夜，不服药，进糊粥二盏。明早，身凉，神思清爽。此后用调养气血之药，少佐以清热之品，旬日，诸症悉去，第大便常燥结，用八物倍生地，调理月余而如故。

卢绍庵曰：伤寒得汗，表症已除，忽而下利，热邪传里，俟其痞满燥实，四者兼全，然后议下，斯治法之正也。庸工妄投汤药，病邪增剧，然而下症仍具，法须推荡，但为日已久，元气虚惫，仍以参汤送润字丸，正虚不足，则用人参培助，邪实有余，则用润字丸驱逐。病家甚是急迫，先生处之裕如，此等方法，大开后人茅塞。

过汗变痉三十

陈云谷之子，年十四岁，四月中旬，自馆中回家，偶戏水傍，一人在后，慑之曰师来，因惊而手扑于水，头面俱湿，仅身不落水耳。走归夜卧，身发热，头苦痛，至清晨，烦躁不安，胡言乱语，及问之，欲言而不能出声。彼家延儿医视之，谓：六脉浮紧，此伤寒症也。表气郁冒，以致里气不舒，故烦乱，宜大汗之。用五积散令密室重覆，汗出透衾，明日，手足搐搦，项背强直，气出不纳，自汗不语。更儿医数人，惟投抱龙丸、钩藤散、惊风之药，不得少效，医者束手，病家悲号。始以予非儿科，故不延治，其族叔陈少塘曰：医顾明理何如耳，何论大小？因求疗于余。诊其两寸浮数而散，关尺沉弱而涩。此症初起，本因惊恐伤其肝肾二经之气分。《内经》曰：惊则气乱。胡言乱语，气乱故也。问之语不能出声者，气下故也。此时以平肝镇心之中少佐以壮气血之药，病当自愈，乃误认为伤寒而发其汗，汗多则亡阳，变而为痉，强直搐搦，盖痉症也。《内经》曰：阳气者，精则养神，柔则养精。今阳气竭，血无所附以养筋，故不柔和也。阳气尽浮于外，故气不纳而自汗。不语者，内之元阳将尽。急用大料参、芪为君，以救垂绝之阳；归、芎、天麻、生地为臣，以养肝经之血；白芍、酸枣仁、五味为佐，以收耗散之心神；生甘草、麦冬为使，生津液，以彻浮游之火。二剂，诸症顿减。复以朱砂安神丸间服之，旬日而如故。

卢绍庵曰：痉症，项强搐搦，角弓反张，谓肩臀着席，肚腹叠起而高，腰脊反空空如桥。先正云：大发湿家，汗则成痉。此子虽仆于水，仅沾头面，是惊为主而非湿症也，庸工大汗之谬矣，非先生之卓识，决然不起。

表邪先补后汗三一

邱全谷，年正方刚，九月间，忽身微热，头微痛，心神恍惚，有时似梦非梦，自言自语。延医疗治，因头痛身热，此轻伤寒也，当发散之，用表散药二剂，服后，汗不出而身热反甚，妄言见鬼。医者因无汗欲再发散，病家疑不可复表。又延一医商之，因妄言见鬼，谓热已传里，欲下之，而大便之去未久。两医不能自决，求决于予。予脉之，轻按浮数而微，重按涩而弱。微数者，阳气不足也，涩弱者，阴血不足也，此阴阳俱虚之候，不可汗，尤不可下。主表者曰：汗既不出，何谓阳虚？予曰：此症虽有外邪，因内损之极，气馁不能逼邪外出而作汗，法当补其正气，则汗自得而邪自去矣，若再发之，徒竭其阳，而手足厥逆之症见矣。其主下者曰：仲景云：身热谵语者，有燥屎也。何可不下？予曰：公知其一，不知其二。《内经》曰：谵语者，气虚独言。此症初止自言自语，因发散之药重虚其阳，所以妄言见鬼，即《难经》所谓"脱阳者，见鬼"也。王海藏曰：伤寒之脉，浮之损小，沉之损小，或时悲笑，或时太息，语言错乱失次，世疑作谵语狂言者，非也，神不守舍耳。遂用补中益气汤加附子、姜、枣煎服，一日二剂，至晚，汗溅溅而来，清晨，身竟凉，头不痛。第人事尚未甚清，予曰：阳气稍复，阴气未至耳。仍以前汤吞六味丸，旬日犹未见精采，调理月余乃愈，盖因此人房室之后，而继以劳力也。

卢绍庵曰：房劳感冒，须于补剂之中略加表散可也，却大汗之，房劳既虚其阴，大汗又虚其阳，宜其有以上诸症，昧者不识，又欲妄施汗下，微先生，岂不殆哉？

壮水之主以制阳光三二

姚明水，天禀素弱，神虽有余，精实不足，脾肾两虚，远色欲，节饮食，少年谨慎，未有如彼者。三十岁前，每患脾泄，参苓白术散常不撤口，病发时，必用附、桂方愈。三十岁后，脾胃甚好，善啖，自恃强壮，生平谨守，一旦改操，且因无子置妾。初患齿痛、口舌痛，以凉膈散数钱，服之即愈，自此常发常服，至半年后，满口腐烂，饮食不进，凉药愈投愈剧。予诊其脉，两寸浮数而微，关尺浮弱而涩，曰：兄形虽有余，精仍不足，当严守禁忌，服温补药，凉剂不可再投矣。用八物汤倍地黄，以峻补肾水，加桂、附各一分，引火归原，正所谓：折之不去，求其属以衰之也。煎就凉服，不使与上焦之虚热争也。十剂，其患如失，后不复发。

卢绍庵曰：人生三十岁以前，精神日渐旺盛，三十岁以后，精神日渐衰微。此君禀赋薄弱，而乃娶艾妾于中年之后，宜其水衰而火盛也。先正曰：实火可泻，虚火宜补。今先生滋肾以制火，非深明《内经》之旨，孰能臻斯效乎？

小儿疳痢清升并用三三

　　姚明水，暮年生子，甫止一岁，其母无乳，乃以饼糕枣子哺之，遂患疳积痢。上则口舌时常腐烂，下则脓血相杂，儿医治疗，自春徂秋，肉削如柴，饮食少进。明水忧烦过度，身不爽快，邀予诊视，适值儿医先进，看毕出，复明水曰：令郎似不可救，上疳下痢，睡不闭目，肛门如竹筒，手指纹已过命关，如之奈何？明水曰：自家也顾不得，是亦数也。为之垂泪，儿医遂别。予谓明水曰：何不令予视之？答曰：因老先生非小儿科，故不敢劳耳。急令人引视。予看此儿，有死形而无死神，以一指按其脉，上浮数而微，下沉微而数，及看其肛门，似外脱而非竹筒也，谓明水曰：令郎上越者不降，下陷者不升，若升其元阳而降其邪火，犹可疗也。明水曰：若救得小儿，恩胜于救不才百倍。予先令灌补中益气汤二盏，以提其不足之阳；又浓煎生脉散，俟冷，时时以匙挑灌之；间以孩儿茶、冰片、青黛、人中白吹之。二日而减，旬日而愈。

　　卢绍庵曰：婴儿全藉乳哺，勉强唼以糕饼，脾胃柔脆，致成内伤，是以上为口糜，而下成泻痢。幼科止据现症而言，断为不治，而不能探其本。偶然父子俱病，先生保全其子，即可以保全其父。方脉虽分大小，乃能旁通治验，先生其圣于医者欤？

气虚便秘三四

沈望亭，年近古稀，常患胁痛，每用行气药及当归龙荟丸即愈，后患便闭，遂服润肠丸，便虽通而饮食渐减，胸膈不舒，有时温温作痛，若数日不服，又秘而不通。一医以高年血不足所致，投以四物汤，数剂之后，并小便亦不通，三日，胀急殊甚，蜜导熨脐，百计不解。予诊其脉，沉迟而弱，细询其平日大便，有欲解不解之状，及解，又润而不燥。予曰：此非血虚，是气虚不能传送所致也。因用补中益气汤，少以木香、白豆蔻佐之，二剂，二便俱通。自此每常服一剂，不惟无秘结之患，且饮食倍增，胁痛亦不作矣。

卢绍庵曰：高年便秘，自然议为血虚，投血药而反剧，莫知其故，先生乃于脉弱便润而知之。盖血虚则火旺，大便必燥而坚，今虽闭而溏润，是属于气虚而非血虚矣，反服润肠之药，食减腹痛，诛伐无过也。先生投以补中益气汤，病退食增，先生辨症之明，由于心思之巧。

误补误清用散三五

韦汝经，春初肄业于萧寺，其房屋新挖，不甚谨密，天寒夜坐，至一二更，倦怠，凭几而卧，醒来身觉寒甚，头微痛，天明，自服参苏饮二剂，未经出汗，他无所苦，但头痛数日不止。同事一友云：兄体甚弱，拥炉而坐，有何感冒？此看书劳神、上气不足而痛也，试检李东垣书看之，宜服补中益气汤。汝经以为知医，即倍人参服之。清晨未早膳，服后，便觉神气昏闷，胸膈不舒，从早至暮，粒米不进，晚发呃逆，睡卧不安，始延医诊治。医以脉气带数是火也，用知、贝、芩、连、竹茹辈服之，反遍体壮热，呃逆不止，其势甚恶。僧人危之，欲送回家，又恐有失，连夜令人报知乃尊韦南川，邀予诊治。面赤戴阳，郁冒之极，呃逆殆无已时。南川曰：公看有救，权在此服药，否则扶归，死于家中。泪如雨下。予诊之，左脉沉数而弦，右脉原和，予曰：病轻药误耳，不汗而剧，得汗即解矣。乃以火郁汤倍麻黄，被覆大汗之，至晚，诸症如失。明日南川来索药，予曰：乍见几上尚有补中益气汤一帖，服此足矣。数日后，桥梓登门叩谢，予曰：外势虽剧，内实无恙。力却之。

卢绍庵曰：风从汗解，虽服药而无汗，则邪仍在表，反投补剂，邪既内壅，又易凉剂，邪火外郁，宜其病外增病也，先生乃以柴、葛、羌、独、麻黄辈热服表汗，诸症如失。恃聪明而误药，可畏哉！

呕嗽喉肿胁痛声哑略散即补三六

吴寰翁，秋间，悲忧太过，惊惧郁闷，肌肉瘦削，冬间，左项近喉骤肿痰块，外用火灸，内服消痰降火之药，喉肿少愈，右胁下隐隐作痛，服导痰疏气之品，自此，下愈则上发，上止则下发，不进不退，以祛痰清火之药，服至数十剂，至春初，复冒风寒、伤饮食，骤发呕吐不止，咳嗽痰涌，日夜约出痰数碗，而极其难出，喉左侧肿块疼甚，如有物筑，升塞于上，咽中咽物不下，胸膈胁腹痞满作痛，声哑不清，目睛已黄，面色不泽，饮食不思，上下中外表里，一时顿发，危急异常。予诊其脉，沉微而弱，若稽《脉经》"春得冬脉，谓乏阳候也"，参之始因悲忧惊郁，伤于心肺，所谓"七情伤中，气血俱损矣"。左侧肿块，乃少阳部分，胁痛亦属少阳，的是痰凝火郁，胸腹痞满，的是饮食停滞，不能运化，第前清痰降火消导之药，不为不过，何以诸症复剧？显是元气不足，众邪无以降伏，而轻寒乘虚复冒，所以痰咳、咽痛、声哑兼作也。论脉急，宜治本，论症，先宜治标，然标症在里者，已不可攻，标症在表，略为疏解。和其荣卫，肃其肺气，倍用缓急解热之品，使相监制，不令走泄，真元表气少舒，即为助正以降邪，庶可有救。用杏仁为君，以利气导饮；臣以桑皮、陈皮、紫苏、薄荷，摄行肺气，调其逆气；佐以生甘草极多，以和诸药，缓其冲上之逆；使以桂枝，以宣通内外，固其荣卫；加以竹沥、灯心以清热，生姜以健胃。服后，夜间痰咳易出，卧寐颇安，胸中亦觉气下舒快，脉亦稍起，喉痛如故，此痛乃咳所致。病势既减，且未投补，再用一剂。服后，外症悉减，但气不足以息，自汗，睡常惊悸，大便出黄糜，小便赤短而数，因用人参、黄芪、炙甘草益元气以生土，归身、白芍和血脉，茯神、远志、枣仁交平水火，以开胸中郁气，木香调运五脏之气，山栀泻屈曲之火，开郁释目中之黄，柴胡和肝胆郁热，引诸药入少阳，姜、枣以和荣卫，龙眼肉以益脾。自此，出入加减，十剂而诸症如失，二十剂，声音清亮，精神爽快矣。

卢绍庵曰：此症病状多端，服药已久，毫无一效，先生之方，平平王道，无甚出奇，但君臣佐使，监制合宜，一剂奏捷，再剂收功，似此方论，足为世之医者法。

臀尖膝腘痛用升补三七

邵完吾，左臀尖肿痛，引至膝腘，无论行动不便，即眠卧亦难，病已半年，服药不效，肌肉尽削。予诊其脉，沉弱而似缓，按之迟迟，两尺沉数，曰：此由元气虚弱，寒湿乘之，胃气不升，阴火伏匿于下，作痛不已，法当扶元升阳，导湿清热，则痛自止。用补中益气汤，加苍术、黄柏、猪苓、泽泻、桂附少许，服至十剂，其痛顿释。后去桂附、五苓，倍人参、归身，月余而肌肉渐生。

卢绍庵曰：痛风之症，世皆疏通行散，罔敢有补之者，况诸痛不可用参术，以邪得补而益甚也。昔贤有此议论，先生乃冒禁行之，以病人之脉虚，投剂而奏效，由先生之明于理也。

积痛数下得痊三八

沈华南，原有湿热痰积，五旬时，因乘马坠地，伤其左胁，痛不可忍，外科以膏散敷治而愈，然每疾走，胁间一点微痛，少息片时，痛即止矣。年已周甲，偶患滞下，小腹痛引左胁，手不可按，里急后重，医以黄连、木香、槟榔之类治之，痢止而痛不止，且身体发热，便时后重尤剧，饮食全不思。予诊其脉，沉弦而有力，左关尤甚，曰：痛者，积瘀也。治法曰"瘀血秽腐下焦，令人不食"，则不思饮食者，亦瘀也，当急下之，痛随利减矣。用润字丸，加桃仁泥合丸之，红花汤送下二钱，出稠痰碗许，而腹胁抽痛更甚。其家疑之，予曰：瘀积动而未出故也。再以二钱投之，半日许，又出稠痰碗许，内有黑色如泥者一二块，而痛仍不减。诊其脉，尚沉弦而坚，又以三钱投之，半日许，出泥色块，并稠痰数碗，而痛顿减，腹胁即可按，渐思饮食，其脉亦和。后以达气养荣汤加人参，数剂而安。

卢绍庵曰：少壮，血气旺盛，肌肉丰满，倘有跌磕损伤，疾平则无咎。暮年，血衰气弱，筋枯肉瘦，跌磕则必内及于骨，是以疾平而遗患尚存。沈君因新病而引动旧病，先生不治痢而治瘀，十年痼疾，一旦消除。

时症虚热清补三九

费西村，患时疾，头疼，身热如燔炭，口渴，气喘，下半日热潮更甚。他医以藿香正气散投之，烦躁特甚，舌心焦黑，谵语发斑。又医以柴苓汤服之，更加呕哕，且自汗不止。举家危之。予诊其脉，浮数而微，曰：此少阳阳明合病之虚热也。用白虎汤加人参、黄芪、葛根、柴胡、灯心、竹叶煎服之，而热减十分之七，汗亦稍止。

后以人参、麦冬、五味、黄芩、山栀、甘草二剂，斑亦渐退。

卢绍庵曰：谚云："是病不是病，一帖藿香正。"此讥庸工拘执死方，以药试病，而不能变通也。况伤寒合病界二三之间，最难辨识，先生一视而知，语曰："医精机入道，药当妙通神。"先生有焉。

疫症清热四十

陈好古，患两太阳痛，左胁作疼，口渴，大便泻水，小便短赤，面色如尘。予诊其脉，滑大而数，右关为甚，时正春末夏初，曰：此疫症也。好古曰：据公说，是瘟病了？见其词色有怒意，予辞而退。更一医以胃苓汤投之，烦渴异常，语言错乱。其家复来延，予意不欲往，而恳之者再。复诊之，其脉仍前症，似危急，然细参其色脉症候，不过热郁之极，故烦乱沉昏耳，其泻者，因表气不舒，故里气不固也。用白虎合解肌汤疗之，二剂而神思便清，又二剂而起，且饮食矣。后，好古枉顾负荆。

卢绍庵曰：疫疠之行，大则一方，次则一乡，又次则一家，俗称瘟病，虽至亲不相问遗往来。先生一看决之，奈愚人讳疾忌医，舍先生而他适，驯至药误病深，又复相求，先生不以小嫌介意而往起之，斯诚仁者之心。

胀痛温泻四一

当铺徽人孙奎者，其妇患面黄腹胀，人多以为胡白，用草泽医人草头药疗之。主人欲另接医治，其夫以为此等病一吃官料，再无挽回，及服草头，不半月而殂。主人怨之，又曰：草头服迟，且数月前曾冒风寒，服过官料未久，官料与草头相反，所以死耳。后，其子偶伤冷食，肚胀腹痛，手不可近，身体发热，眼上又有黄色，奎曰：又是胡白矣，今番不可迟缓，急寻草泽医人。已至矣，主人知之，大骂而止，因延予治之，备述致病之因，予曰：不必按脉，当温行矣。草药多寒，脾胃原喜温而恶冷，况伤冷食？服草药亦必败事。因以炮姜、附子、草果、陈皮、木香为煎剂，送润字丸二钱，泻数行而痛胀俱减，又以前煎剂送大安丸，数服而获愈。蠢人执迷，死而不悟，若非主人翁，其子几为妇之续矣。

卢绍庵曰：湖郡之人，黄疸而称为胡白，不用官料而服草头，俗习相沿，至死不悔。黄是脾胃湿热，草药悍烈浊恶，胃气强盛者，间服之有效，胃气衰弱者，每见食减而病进，驯至不救，可畏也已。先生之治徽人，乃是殷鉴。

误汗急补四二

朱少湖，于十一月夜间忽头项微强，身体微痛，疑是伤寒，即于是夜用紫苏二大把，生姜十片，浓煎热服，厚覆大汗之，身体觉轻，自谓已愈矣。至明日之夜，复觉拘急，而反增沉重，复如前取汗，不解。身体如石，烦躁口干，睡卧不安。天明延一医诊视，谓：脉极浮数，冬月伤寒，非麻、桂不解，姜、苏轻剂，岂能疗此大病乎？拟用大青龙汤，病家疑而卜之，不吉，延予同议。予诊之脉，浮数而微细如丝，按之欲绝。予曰：此阳虚证也，原不宜汗，况经谓"冬三月，闭藏之令，无扰乎阳，无泄皮肤，使气亟夺"，一之为甚，其可再乎？彼医曰：仲景曰：阴盛阳虚，汗之即愈。既曰阳虚，何为不可汗？况麻黄、青龙正为冬时伤寒而设，如拘闭藏之令不宜汗，则仲景此等汤剂，必待春夏伤寒而后用乎？予为强词所折，一时不能辨，但徐曰：议论甚高，第恐此脉此症不相应耳。病家问曰：公意该用何药？予曰：愚见当以三建、生脉酌而用之。彼医曰：邪在表而补敛之，不死何待？予曰：汗之而愈则补误，补之而愈则汗误，原无两是者也。病家不能决，而听诸卜，幸卜补吉、汗大凶，遂用予药。予以建中生脉合投之，烦躁仍剧，噫气不绝，足胫逆冷，身不能转侧。彼医曰：毙可立而俟也。予曰：误汗者再，药轻病重，故不能取效耳。仍以前方倍人参，加附子，浓煎冷服，少顷，烦躁顿定。自此数剂，诸症悉除。月余，时出虚汗，力疲不能起于床，用人参数两，方得安。后，少湖登门来谢，予曰：当谢卜者，非有神卜，虽神医亦无所著手。

卢绍庵曰：先正云：春月阳气尚微，秋月阳气欲敛，俱不可大汗，夏月天气热，玄府开，不必大汗，冬月阳气伏藏，感冒轻者，尤不宜汗。惟伤寒重者，时令严慄，皮肤坚致，非大汗无由得散，不得已而从权也。朱君感冒甚轻，表汗太过，汗多则亡阳，他医尤以为不足，而欲大汗之，先生诊其脉虚而投补，大有见识。

痰血眩晕先清微补四三

朱少湖，病已半年，先因房劳汗出，及又伤寒，医用消导药后，乃梦遗、头晕，自用人参，服后稍安。自此，每日五钱，或至一两，服至数斤，其病自汗身热，咳血痰逆，胸膈不舒，心口如物窒碍，手足时厥，头常眩运，眼或昏暗，或不见人，大便已六日不行，每头晕时，以人参汤服之，则稍止。举家不安。予诊其脉，右气口脉弦似滑而有力，关亦然，左寸关浮弦似虚，尺濡弱。原因肝有怫热，劳思过度，偶以色事致虚，人参已中病，不能节制，以致过服，益阳太过，变成壮火，触动积痰，胶固于脾胃，遂致热结幽门，火逆上行而动血动痰，寝卧不安，亦势使然也。其室中周围障蔽，务为持静，重裀重褥，帕帽裹头，重绵着身，非常恶寒，汗每易泄。先令撤去重围，渐减绵褥，使习见习闻皆如平日，即以润字丸三钱服之，外施蜜导法，去其宿粪盆许。用人参七分，归身、远志、枣仁各一钱，山栀、茯神、芍药各一钱三分，香附子二钱，生甘草三分，入竹沥一钟，一帖，即胸次开豁，夜即寐。少湖自言：平日服香附便觉燥热，今服之而坦然，岂公监制合宜耶？自此每日煎药一帖，润字丸数十粒，便润汗止，咳嗽痰血以渐而减，十剂而安。

卢绍庵曰：古人服药，中病即止，朱君病后体虚，惟事于补，服之久久，助火升痰，酿成此症。先生润其大便，釜底抽薪，便通则火降，然后安神养血，顺气清痰，心法之妙，可益人智。

郁痰成痞似虚劳症四四

董浔阳夫人吴氏，禀气怯弱，性情沉郁，年三十余，得一病，晚间发热，天明始止，饮食渐减，烦躁不安，诸医补血养阴之药，不可枚举，延至一年，肉削骨露，又以参、芪大补元气之药，亦不效。董公危之，请予诊治，谓予曰：近日一医云脉已歇至，恐不能久延矣。予诊右手果歇至，左手仍无恙，但微弱而数。询其月事何如，公曰：月事尚来，但先期而少。予谓曰：先期是血热，应左脉之数，少是血虚，应左脉之微，脉症相应；右手歇至，此必有郁痰伏在气分，故脉结不至，岂死脉哉？第发热必有所起之处，须细询之。董公出曰：右胁一团热起，渐延遍身发热。予曰：热既从此处起，胁中必有积而成形者。董公因令侍妪按之，果有柔块如碗许，予曰：不足忧，攻去其块，而诸症自愈矣。制一丸方：香附一斤，醋制，又用巴豆肉一两，同炒，巴豆黑色去之，醋打面糊为丸，如桐子，米饮下五十丸，日三服。又用四物汤加山栀、贝母、豆蔻、木香，姜枣煎之，日一帖。半月块消，前症如失，肌肉渐生，一月精神爽健矣。当其痰凝气滞，痞块伏于右胁下，不惟医者不知，即病者初不知有块也。

卢绍庵曰：望闻问切，医家紧要关键。病人在帷幔之内，不能望其容颜，缄默而坐，又未闻其声音，先生先切脉，而后询右胁必有块，乃病在自身，尚未知觉，因先生之问，抚摩才知，岂先生亦曾饮上池水，能鉴五脏癥瘕乎？由于指下精明故耳。

痞块腹泄补消兼行四五

茅鹿门三夫人，经期参前，腹中有块升动，有时作痛作胀，大便不实，脾胃不和，其脉人迎大于气口二倍。茅公谓予曰：小妾腹块胀痛，屡服消导及养血之药而反剧，何也？予曰：服何消导药？答曰：轻则枳实、枳壳、木香、白蔻仁，重则槟榔、棱、莪，俱以养血佐之，药颇中和，而病则日甚一日。予曰：尊宠之脉，左盛于右，气不足而血有余，今反重以削气之药，而佐以滋荣之品，不惟诛罚无过，且损不足而益有余，欲其病之不剧，得乎？因用人参、白术、茯苓、陈皮、干姜、大枣，以益其气；用消痞丸，以去其血之瘀，其方用香附醋炒四两，延胡索醋炒一两五钱，归尾二两，川芎、红花、桃仁研如泥，海石、瓦楞子火煅醋淬各一两，醋打面糊为丸，与煎剂相间服。丸药未半，而痞已失矣，大便结实，经水如期。

卢绍庵曰：月候先期，腹中有块，乃是血病也。恒服养血行气之药，日甚一日，医技穷矣。先生反用补气而病除，以其右脉弱于左也。先生脉理，得叔和心法。

妇人虚胀用补四六

潘天泉公乃爱，禀赋薄弱，已适吴体原，归母家月余。忽患腹胀，每于鸡鸣时发，至早膳后即宽，医者用调气之药治之，不效。后于半夜即发，至两月，渐于薄暮即发矣。夜不能卧，日间饮食亦减，肌体觉瘦。予诊六脉沉微而迟，曰：若论症，日宽夜急，血不足也，当养血；论脉，沉弱而迟，气不足也，当补气。乃以补中益气汤倍当归，加白蔻仁、木香，数剂而愈。

卢绍庵曰：腹胀之病常多，发作有时则少。腹胀之症宜消，先生却乃投补，舍症从脉，奏效甚捷，良由指下精明，是以超出流辈。

湿痰流注足痿胁痛四七

凌绎泉缮部公夫人，怀妊将七月，忽然两足痿软，不能履地，分娩后顿愈，弥月后仍复如是，且胸胁作痛，夜分发热。医用四物养血之药，杂以牛膝、木瓜、虎骨、鹿角胶，出入加减，或愈一日而发，或愈二三日而发，纵觉全愈，亦无过十日者，因循半年，药频投而病恒在。后以脾主四肢，理宜健脾，用人参、白术等药，而胸胁胀痛，几至闷绝，急用调气之品，胀痛稍宽，而元气不相接续，懒于言动。自此，仍服养血之品，不进不退，迁延年余，邀予诊治。询其饮食如常，肌肉如故，足胫浮肿，胸胁揉按则微痛，不揉不按则痞闷，其脉沉缓而滑。予曰：此湿痰积在胸胁，流入四肢，故痛而软，宜其滋阴不减而补气更剧矣。因用二陈汤加苍术、威灵仙、黄柏、白芥子，数剂而胸胁之气顿失，夜热亦除。后去白芥子，加苡仁，十剂而步履如故。

卢绍庵曰：分娩而反愈，则非血虚可知。其或愈或不愈者，痰乃流动之物，聚则作痛而痿，行则暂散而愈。第产后养血补气，乃治法之常，由于湿痰流注，乃夫人病情之变。知变知常，方是上工。

去痰而经调泄止四八

董龙山夫人，胸膈不舒，大便不实，或时去血，或时去积。经期，或先或后，或行后止四五日，复行一二日，去血或多或少，有时经前作痛，有时经后作痛，服养血调经之药，不效，又服健脾之药，亦不效。饮食减少，肌肉亦瘦，每夜膳不能进，强食之则饱胀不能安卧。予诊其脉，沉弦而滑，右关尤甚，曰：沉为气滞，弦为留饮，滑为痰凝。经之不调，便之不实，腹之胀痛，皆积痰为之也。乃合清气化痰丸以调气，水煎二陈汤送下，数剂后，大便去痰积若干，胸腹不胀不痛，改用六君子汤，数剂而大便结实。后以调气养荣汤间服之。自此，经水渐调，数月而受孕。

卢绍庵曰：月候不调，而用养血，未为差谬，渐觉食减、肌瘦，投之以健脾，依然如故，病而至此，众医无所施其巧矣。先生乃用顺气行痰，诸疾顿失。昔贤所谓痰多占住血海地位，以致现症若此，先生何由而知？诊其脉弦滑也。语曰：心中了了，指下难明。先生得之于心，应之于手，是以他医莫及。

妇人火郁成块发热四九

董龙山尊宠，每自小腹气冲，则热壅头面，卧不能寐，身似战栗，日中发热无常，至四鼓五鼓，其热更甚，发热时，腹中有块升起。经期参前，而淋漓数日。饮食过于平时，而肌肉瘦削。他医每以阴虚治之，数月不效。予诊其脉，数而弦，左关尺为甚，曰：此不可认为阴虚，当作气郁调治，阴虚责之肾，气郁责之肝，此患盖起胆者也。胆主决断，谋虑不决，胆气以郁而违和，胆与肝同宫，俱主乎木，木司春令，合当发扬上升。病既为郁，不能畅茂、条达，郁而成火，隐伏于中，四鼓五鼓，正少阳初动之时，所以发热也。询经候淋漓，《内经》以冲脉为血海，肝主藏血，二者俱居下部，今胆之气既郁而成火，则肝之血亦滞而成瘕。《内经》谓：诸逆冲上，皆属于火。今热气上壅头面，非诸逆冲上乎？瘕非血不聚，非火不升，则块之升动，亦火也，二病通一病也。第初病止在无形之气，但调其气而火自熄，今兼在有形之血，必先去瘀，令有形消，而后无形可调也。适正在行经之期，乃以女金丹连进数服，血中瘀块甚多，夜间无块升动。后以达气养荣汤，尽其旧以生其新，数剂而夜热不发，睡卧俱安。再用槟榔加人参，数剂而肌肉已复故矣。

卢绍庵曰：女人每多气郁，婢妾殆尤甚也。热发于阳动，块升于小腹，先生断为肝胆之病，投之以达气养荣，其疾如扫。此等议论治法，实为奇妙。

产后泻脱补塞五十

　　长兴藏舜田夫人，脾胃素常不实，产后动怒，大便泄泻，彼处医家以胃苓汤加归、芍投之，泄势日甚一日，且汗出气喘。令人延柴春泉与予同至其家，诊视毕，春泉谓予曰：脉气散大，非产后泄泻所宜，不如不用药之为愈。予曰：脉虽大而按之不甚空，尚有一二分生意。因同拟一方，人参理中汤加诃子肉果，已煎矣，内忽传人事多不省了，快接两相公进看，余与春泉又进诊之。脉浮按虚数，沉按如丝，手足厥逆，症候更为危恶。春泉以今夜决不能延，出即告辞，舜田苦留，许每人送五十金，事济，则二公之功，不济，非二公之过。春泉必不可留而去，舜田见予不忍去，极其感激。予曰：病势诚危，万一不测，恐为人议论，且动身时，极难为情，医家同患，无怪春泉也。今予既在此，急以前药内加入附子一钱，煎服之，一剂，夜竟清爽，汗止泄减。明早，又进一剂，病减七八。后去附子，加归、芍，数剂而起。逮舜田置酒碧湖致谢，予曰：前所服药，两人同议，必邀春泉，方敢领惠。舜田从之。

　　卢绍庵曰：肝属木，而脾属土，郁怒伤肝，木邪乘土，中气受制，食难消化，加之产后虚脱，他医不健脾而反分利，误矣。先生与柴君审视，药病相对，但大势似不可为，是以柴君辞去。先生平日利济存心，且审其

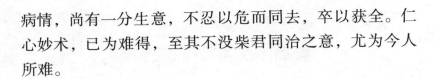

病情，尚有一分生意，不忍以危而同去，卒以获全。仁心妙术，已为难得，至其不没柴君同治之意，尤为今人所难。

疫症梦遗同阴阳易五一

　　丁程川其宠，患时疫而死，其家染而死者，亦屡屡矣。月后，程川自染，头痛，身热，口渴，烦躁。柴春泉以小柴胡汤疗之，忽夜梦与亡宠交欢，惊而觉，精已泄矣，汗出如雨，而身体不能转侧，神昏谵语。五更时，叩予门来迎，予向知彼家患疫，且天未明，力辞不赴，少顷，其子在门外大哭，以头触予门而拜，予不得已，披发缨冠，往视之。其脉沉微如丝，面色如泥，四肢厥冷，幸未过肘膝，而阳物尚翘然。予令剪其亡宠旧裩裆烧灰，以附子理中汤调灌，两剂而神醒，阳物亦柔。后以人参、麦冬、五味、白芍、黄连、枣仁、知母、黄柏，调理而安。

　　卢绍庵曰：家多病人，重丧相继，主人翁自然烦劳忧苦，复失宠姬，悲哀思慕，时刻在心，形诸梦寐，宛若生平。妄想虽起于心，泻精实出于肾，假事而成真病。先生乃以伤寒门阴阳易法治之，烧裩散送以附子理中汤。亡姬遗衣，能拯良人危急，非先生之高见，孰能临危取胜？

腹痛闷乱清解行瘀五二

　　长兴臧尧山夫人，向有头风之症，八月间，患腹痛，日轻夜重，痛作昏愦，语言不伦，唇口燥裂而不欲汤饮。病已十日，医每以香燥行气之药投之，日甚一日，身热如火，腹中饥而食不能下。予诊其脉，沉数而弦，询其所以发病之由。适经时感风，身发寒热，头大痛，平日每痛，服川芎茶调散便止，此番服之，头痛稍止，而身热更甚，遂变为腹痛之症。予令人内询之经行如常否。出，答曰：经行比平素觉止得快。予曰：此必热入血室也。尧山公曰：是伤寒症乎？予曰：岂必伤寒而后热入血室？凡病未有无客热者。况初得之感冒，因头痛而以茶调散遏之，热无从泄，偶值经行，血室空虚，客热乘虚而入，血因成瘀，血瘀下焦，饮食不进而作痛，亦势使然也。因用柴胡、黄芩以清其热，丹皮、红花、桃仁以去其瘀，人参、麦门冬生津止渴，二剂，神思便清爽，痛亦减半，即索食稀粥。自此，日服二剂，两日后，送润字丸一钱，大便去硬血数枚，而痛全愈，遂减桃仁、红花，加归、芍，调理旬日而安。

　　卢绍庵曰：向患头风，今则腹痛，上病未已，下病又生，他病用药，如石投水，先生以为热入血室，舍标而治本，药之神妙，由于先生理明。

头晕先散后补五三

陈巽源夫人，向有头眩之症，不曾服药，少顷亦止。八月中旬，因日间作劳烦闷，饮酒数杯，坐月中更余，方就寝，比卧，便觉身体微热、不安，至清晨，已栉沐矣，第未早膳，忽眼黑头旋，且微痛，如在风云中，发比平时剧甚。因延一医诊治，不告以日间作劳及夜坐月下之故，但以平日头晕片时即止，不甚为害，此番一日夜矣，且更痛闷难忍，欲急疗之。医谓脉得浮数，此热极生风也，遂用芩、连、山栀辈以清之，二剂，眩晕不减，头痛如破，上半体如火之热而欲厚覆。医以无痰不作眩，再以清火之药合二陈汤，投二剂，亦不效。予诊其脉，左手浮弦而紧，右手浮数而弱，且寸强尺微。右脉乃正气之虚，左脉乃邪气之实，尺微寸强，邪在上也，此必乘虚感邪，中于上焦所致，因细询之，始得所以发病之由。予曰：《灵枢经》云：筋骨血气之精而与脉并为目系，上属于脑，后出于项中，故邪中其项，因逢其人之虚，其入深，则随眼系以入于脑，入于脑则脑转，脑转则目系急，目系急则目眩以转矣。今夫人作劳，以致烦闷，可不谓虚乎？月下坐至更余，头项之间，能不为雾露之阴邪所中乎？法当驱上焦之邪，补中焦之气，而徐议消痰清火，则自愈矣。因先用参苏饮加藁本，二剂，头痛顿止，眩晕亦少差，再以补中益气佐以二陈、芩、连，数剂而安。

卢绍庵曰：头眩是旧病，感冒是新病，《内经》云：

先受病为本，后受病为标，急则治其标，缓则治其本。不解表而清火，宜其病之益剧。因其体虚误药，先生乃以参苏饮攻补兼施，继用补中益气汤培植其源，前后次序，井井有条，可为后学之式。

失血筋肿峻补五四

无锡春元施姓者，讳九苞，号凤岗，与李县尊有旧，来湖，同会宾馆，见李公与予屏人密语，相待甚恭，因问县尊何人，县尊曰：敝治之神医也。翌日，施君枉顾，告予曰：家母年五十，患病在家，欲借重国手一往，若得不弃，举家感仰。予问：何病？施君曰：家母极聪慧能文，凡家父往来书札俱出母手，今在床褥持行俱废，已数年矣。言之情甚恳切，予许之，遂与同往，至其家。细按病者之脉，六部微涩，两尺缓弱尤甚，予曰：此必中年后，有所大脱血，而有此脉也。其家便以为神仙，因审其所以不能持行之故，施君曰：家母四肢已小而微肿，腕膝指节之间肿更甚，筋外露而青。复审其致病之由，则曰：年甫四十，每月事行后，必烦躁一二日，因而吐血，或便血一二日，服凉血药，丹皮、生地、芩、连之类，三剂方止。自此以为常，虽服药不能除根，若不服药，则去血必多。至四十五六岁，经血不行，此症亦渐减，而肢节酸痛之症作矣，一二年间，医者每合史国公药酒服之，不效。自后，四肢渐肿胀，医者以半身以下，寒湿受之，用苍术以燥湿，乌、附以驱寒，又用羌、防等风药以胜湿，数年来，豨莶丸、活络丹及诸汤剂，出入加减，全无一效。今且肌肉削而肢节大，饮食、便溺、起坐须人，日夜挛痛不可忍。予曰：受病之原，始因过用寒凉，损其肝气，继则多用风燥，耗其肝血，血虚不能归肝，肝虚则不能藏血，肝主筋，筋得血而能运，今肝之气血俱损，无所荣筋，故肿露而持行俱废也。用人参、当归、川芎、制何首乌，少佐肉桂、秦艽，为煎剂，又以虎潜丸料倍鹿角胶为丸，服月余而减，三月而持行如故。半年后，忽施君奉其母来家拜谢，以志铭感之意。

卢绍庵曰：女人月事不调，或前或后，或多或少，或阻塞不行，或行之不止，自是常事。行后烦躁不安，乃是血虚火旺，至于或吐血，或便血，则又延及于上下二焦矣。脱血既多，筋骨无所荣养，宜其酸痛，昧者反以祛风燥湿之剂投之，血愈耗而痛愈剧。非先生之高见，固本培元，焉有起色？

经闭清热五五

施凤冈尊正，素嗜五辛，三孕皆不育，至三十岁，即月事不来，将及二年，胸腹作痛，行走无定处，数日一发，甚者一日二三发，养血行血之药，无日撤口，身体时热，肌肤渐瘦。一医谓凤冈曰：补血不补气，无阳则独阴不生，血何自来乎？用人参、黄芪、白术、肉桂、归、芎，以峻补温行之法治之，服数剂，痰中见血，大便干燥带血。予诊其脉，两手举按皆数，左关数而弦，右关数而弱，两尺数而沉涩，曰：血虚不待言，然血因火耗，肌削身热，痛无常处，作止不定，六脉浮沉带数，皆火象也，愚见清其热，则血得所养，而经自来矣。彼医曰：《内经》云：天寒地冷，则水凝成冰，天暑地热，则经水沸溢。夫寒则凝涩，热则流通，此不易之理，君独以清火疗血闭，果何说乎？予曰：《素问》一书，可以意会，不可以意执，彼寒止而热行者，盖为无大病者言之也，今经闭不行，以致肌肉消削，又不可以此为例矣。《内经》不曰"二阳之病，发心脾，有不得隐曲，女子不月，其传为风消，传为息贲者死。"王太仆曰：二阳，胃与大肠也，二经有热，心脾受之，以致消烁肌肉，上气喘逆。今病者素嗜辛辣，岂非肠胃有热乎？今已移之心脾，月事久不行，肌肉消削，是传为风消，幸不喘咳，未至息贲耳，复投温热之剂，是抱薪救火，即《内经》所云"赞其复，而翼其胜者也"，病奚不增剧乎？法当清肠胃中之积热，使心气下降，续以养血滋阴之剂济之，是水泉通则流不绝，月事有不来乎？彼医亦极首肯。因用三黄汤加山栀、丹皮、生地、白芍，十剂，痰红、便血俱减。更以前方加归、芎，十剂，而月事通矣。后以六味丸加知母、黄柏、紫河车一具，服之，药未终而即受孕。

卢绍庵曰：养体须节五辛，辛温助火，火能消烁万物，嗜好之久，宜其孕而不育，月水枯涸。他医复用温补，以致现症如斯。先生高明远识，引经文以证病，如指诸掌，非但病人获愈，一时开愚医之蒙蔽，尤足训后学于无穷。

中风用涌泻五六

李思塘令堂，年已周甲矣，身体肥盛，正月间，忽得中风，卒倒不省人事，口噤不能言语，喉如拽锯，手足不随，医者投牛黄丸二三丸，不效，急煎小续命汤灌之，亦不效。予诊六脉浮洪而滑，右手为甚，盖思塘家事甚殷，且孝事其母，日以肥甘进膳，而其母食量颇高，奉养极厚，今卒得此患，形气犹盛，脉亦有余。《内经》云：凡消瘅击仆、偏枯痿厥、气满发热，肥贵之人，则膏粱之疾也。又云：土太过，令人四肢不举，宜其手足不随也。即丹溪所谓"湿土生痰，痰生热，热生风"也。当先用子和法，涌吐之。乃以稀涎散韭汁调灌之，涌出痰涎碗许，少顷，又以三化汤灌之，至晚，泻两三行，喉声顿息，口亦能言，但人事不甚省，知上、下之障塞已通，中宫之积滞未去也。用加减消导二陈汤投之，半夏、陈皮、茯苓、甘草、枳实、黄连、莱菔子、木香、白蔻仁，每日二服，数日后，人事渐爽，腹中知饥，乃进稀粥。第大便犹秘结，每日以润字丸五分，白汤点姜汁送下。自此旬日，手足能运，而有时挛拘，大便已通而常燥，意涌泄、消导之后，血耗无以荣筋，津衰无以润燥，用四物加秦艽、黄芩、甘草，数十帖，调理三月而愈。

卢绍庵曰：肥人多痰，膏粱又能生痰，少壮元气旺盛，则能运行，高年元气衰微，瘀积为碍。病发类乎中风，他医误以真中风法治之，竟不见效。先生惟行痰而病去，治其本也。

胎逆峻下两全五七

予自德清归，舟泊菱湖，岸上哭声甚惨，又闻要喷醋，令人询其故，且告以湖城陆养愚偶在舟中，彼人慌出，下船磕头：素闻陆老爹①仙名，今日天遣到此救我妇也。予问其病状，答曰：小人之妇，受孕九月，大小便不通，已三日矣，今早，忽然胎上冲心，昏晕数次。予曰：何不接医疗之？答曰：现有一先生在家，无可措手。即上岸诊视，脉沉洪而实，谓村医曰：何不下之？答曰：恐伤胎孕。予曰：有故无殒。即令人下舟，剉大承气汤一剂，少加木香、白蔻仁，村医见大黄两许，摇头伸舌而去，村人有难色，予曰：我坐在汝家，看汝妇得生而去。其人始安心。煎服一二时许，二便俱通，出黑屎甚多，胎亦无恙。予留调气养荣汤二剂而不服，数日后，小水不利，将小腹揉捺才来，乃煎服之，小水如旧，月余产一男，又过数月，其人持风菱百斤，率妻抱子，同至予家，予适外出，等候数日方遇，夫妇跪谢，予留之酒饭，受其菱而偿其价。

卢绍庵曰：此妇虽然怀妊，大都饮食停滞，驯致二便不通，时医惟以消导分利，兼之安胎，病不去而胎反上逼于心，天缘奇遇，先生闻之，遽尔投以承气，病家攒眉，村医吐舌，先生开喻之，乃敢煎服，药下喉而病

① 爹：会文本作"爷"。

去。此等治疗，有担当，有胆量。

呕嗽烦乏清补五八

吴煦舒尊宠，寡居夜热，以烦劳复感风寒，咳嗽无痰，医以疏风之药投之，反增恶心呕吐，更以二陈导痰之剂服之，呕嗽不减，而夜不能寐，似失神志，烦乱不安。予诊其脉，沉弦而数，曰：干咳嗽，乃火郁之甚也，最为难治，况寡居多年，其为郁，不问可知，虽风寒，但当调气养血、开郁清热中微加疏风之品，若竟发其表，升动阴火，所以喘咳、呕吐反甚。热郁既久，脾气不舒，又加劳苦，脾气更伤，胃中冲和之气不得其平，重以二陈燥剂，宜其烦乱不寐而神志如失也。因用清气养荣汤加黄芩、前胡、薄荷、杏仁、苏叶，二剂。服后，咳嗽减十之五，吐呕烦闷减十之二，睡卧未甚安，其脉微浮而数，因去苏叶、前胡、杏仁，加贝母、知母、山栀、枣仁、竹茹、大枣，煎服二剂，诸症俱愈，夜卧稍安，但四肢懈怠，气乏不足以息，其脉浮数而弱，予曰：虚火已降，宜其体弱，乃真气衰乏之候。仍用清气养荣汤加贝母、枣仁，更加人参一钱五分，数剂而全愈。

卢绍庵曰：庸工目不知书，心不明理，但能见病治病，而不知先正云"寡妇、尼姑异于平常之妇人"，此句是治法大纲，汉太仓公深得其旨，而我先生亦能探其奥，淳于勿获专美于前矣。

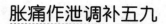

胀痛作泄调补五九

　　沈少西令爱，年已二旬，自小脾胃受伤，不时作泄、作呕。近发寒热，或日或夜，或一日不发，或一日数发，微寒即热，手足厥冷；胸膈不舒，胁肋胀痛，嗳气不已，向左眠卧，即似气不通畅，或胃脘作痛，亦时作时止；口虽渴，而不思茶饮，小便短，大便日泄二三次，腹中雷鸣，弹之如鼓，揉之如水。大约气上塞则胀，而痛在上，气下坠则泄，而痛在下，幸饮食不甚减。常服平胃、五苓、白术、黄连及消导之药，或调气补益之品，蔑如也。此症非人参、白术不能取效，询前曾服人参，饱胀故止，此亦监制未当，非人参之故也。但目今微有表邪，先以小柴胡加枳、桔二三帖，服后，寒热稍和，易以调中益气汤去黄柏，加青皮以伐肝，神曲以助脾，炮姜以温中，服四帖，胀痛俱减，大便稍实，但有微寒微热，中宫不实不坚，且聚且散，无积可追，法当补益脏气，用人参、黄芪、白术、茯苓、枣仁、柴胡、远志、炙甘草、炮姜、龙眼肉，俾大益元气，以退虚热，交平心肾，和释肝邪。数剂后，夜来略胀，更以六君子料，加枳实、黄连、神曲、木香、砂仁，为丸，与煎间服，月余而痊。

　　卢绍庵曰：自幼脾虚作泻，中气原亏，《内经》云：清气在下，则生飧泄，浊气在上，则生䐜胀。兹者之病，与经文相合。先生调中益气汤之投，如钥开锁，妙哉！岐黄之言，为万世医家准的。

咳嗽痰红清上补下六十

陈曙仓尊正，咳嗽吐痰有血，有时纯血，有时纯痰，有时痰血相半，夜热头眩，胸膈不舒，脚膝无力，医用滋阴降火之药已半年矣，饮食渐少，精神渐赢。予诊其脉，两寸关沉数而有力，两尺涩弱而反微浮，曰：此上盛下虚之症也。上盛者，心肺间有留饮、瘀血也，下虚者，肝肾之气不足也。用人参固本丸，令空腹时服之；日中用贝母、苏子、山楂、牡丹皮、桃仁、红花、小蓟，以茅根煎汤代水煎药，服之十帖，痰消血止。后以清气养荣汤与固本丸间服，三月后，病痊而受孕。

卢绍庵曰：上盛下虚之症比比，治之见效者寥寥，先生乃令空腹吞固本丸，二冬、二地、人参，以固其本；食远，用清火行瘀之品，以治其标。下虚则培之，上盛则抑之，上下攻补，并行不悖。先生其有仙风道骨，乃能随施随效耳？

误下后攻补间用六一

朱晴川尊正，先感风邪，后伤饮食，发热头痛，而中脘痞闷。医以牛黄散下之，泻两三行，而热不减，痞亦不宽。医以病重也，又投一服，复泻两三行，热亦不减，而痞更甚。又医曰：泻而热不减者，虚热也，通而胀不宽者，虚痞也。乃用人参、白术、黄芪、甘草补之。

初服，不进不退，至四剂，约三日，神气沉昏，不知人事，手足厥逆，舌有黑胎。予诊其脉，浮数而空，脉症极是危险，令撤其帐，看面色，喜不黑暗，似犹可救，乃以枳实五钱，黄连三钱，人参七分，麦冬一钱，五味十粒，灯心煎，灌之二剂，人事稍清，六脉略觉有神，热亦减半。又连进两帖，热仍剧，大便五日不行，姑以润字丸一钱下之，不动，又催一服，又不动，至一服三钱而后行。行后，热渐退矣，饮食少思，稀粥与之，而气乏不足以息，仍以前方去枳实之半，人参加至一钱五分，三日后，大便又不行，而热即微微来，复以润字丸一钱五分下之，便通而热退。自此，一日不服人参，则自汗而力不能支，三日不投润字丸，则便闭而热发，直至人参服过一斤，润字丸数两而后愈。

卢绍庵曰：内伤外感相兼，必须先治其外，而后治其内，蛮医不明理义，见其痞满，骤然下之，表邪乘虚入里，泻多气弱，又复骤然补之，表邪未去而误下，里邪未消而误补，杀人以梃与刃，有何异乎？幸遇先生攻补兼施，得留残喘。

便闭先利后提六二

方思桂令爱，年十四岁，患大小便不通，已三日，方君与村医商之，投丸药数十粒，如芝麻大，服之，大便立通而泻，小便仍秘。又二日，胀满脐突，少腹时常抽痛，不能坐卧，啼泣呻吟，甚至欲求自尽。予诊其脉，沉数而两尺为甚，曰：此转脬病也。时正孟秋，天气炎热，予以六一散，井水调服之，而小便稍行，行时阴中极其痛楚。自此两三日间，必努力挣而后出，频挣频出，点滴不畅，大便努责而无积，腹痛时作，痛时如刀刺。予再诊之，脉仍沉数，用升麻三钱，桔梗、柴胡、葛根、甘草各一钱，提其清以降浊。服后，大小便俱行，小便纯血，大便亦带血水。其家犹危之，予曰：今无患矣，向者丸药，必巴豆也，令爱之秘乃热郁，而以极热之药攻之，向之刺痛，今之溺血，皆巴毒使然也。以犀角地黄汤，加黄连、山栀，数剂而愈。

卢绍庵曰：按《内经》云：女子二七，而天癸至，任脉通，太冲脉盛，月事以时下。曰：膀胱者，州都之官，津液藏焉，气化则能出矣。然汗、下二法，医家治病之关键，误汗则虚其卫，误下则损其荣，汗多则亡阳，下多则亡阴。肾脏开窍于二阴，或者此女经行之后，血虚火热，以致二便秘涩，时届暑月，乃以大热有毒之药投之，便虽通而溲愈涩，下焦血分之真阴受伤，则气不能化，而溲不出矣。先生提其清气而浊者自降，此等治法，大有裨于后学。

阴肿溺血泻肝补肺六三

费右塘尊正，性极执拗，时常恼怒，春末夏初，忽小水不利，阴中肿痛，且又溺血，身体发热。时正疫疠盛行，一医以为时症，用解肌发表之药治之，不效。予诊其脉，左关沉弦而数，右寸浮数而短，曰：非时症也，此因心事太重，心火原旺，时又火旺之令，肺金受伤，失其降下之令，故小水不利。足厥阴肝脉，合篡间，绕篡后，则阴器正厥阴肝经所络之地，木寡于畏，肝气有余，故壅肿而痛。用人参、麦冬、知母、五味，滋肺金而还其输布之职，黄连、柴胡、白芍、滑石、青皮、牡丹皮、青黛，泻肝火而决其壅滞之气，数剂而诸症顿失。

卢绍庵曰：按《内经》云：肺者，脏之长也，主持诸气。膀胱之溺，由于气化而出。肺属金，性惟畏火，郁怒火炎，肺失清肃降下之令而溲为之不利，昔贤谓譬如滴水之器，上窍闭，则下窍不通，先生得此玄机，不治下而治上，药进病退矣。

胸痞腹痛便滑用补六四

沈立川尊正，胸膈不舒，咽嗌不利，中脘与小腹常痛，大便不实，经水来时，淋漓数日不已，腰膝无力，倦怠头眩，得食，少可支吾，及食过，则异常不快，莫可名状。病将半年，医已数易，大约顺气、清热、开郁、化痰、消食之药，出入加减，服将百剂，体已羸瘦。予诊其脉，左手沉数而细，右手沉弦而微，曰：此症乃肝脾燥热、忿郁积久所致，然病起于怒，始虽有余，今病已久，且妊孕既多，未免元气不充，疏肝消导之药，似不可再用，理宜单用补剂。立川曰：前用养血药不效，加人参五分，且有开气之药，尚极痞满，恐不能投补耳。予曰：因有开气之药，而用人参又少，所以痞满，若人参多，又不杂以开气之药，则自不痞满。乃用八物汤服之，人参一钱，大胀；第二剂，加人参二钱，胀即减；

加至三钱，竟不胀矣。又合六味地黄丸，空心服之，盖肾为脾土之源，扶元气而不壮水之主，非所以治本也。自此，煎丸相间而服，调理二月而痊。

卢绍庵曰：按《内经》云：塞因塞用。王太仆注曰：下气虚乏，中焦气壅，须当疏启其中，峻补其下，少服则滋壅，多服则宣通。譬如稠人之中，一人欲争先疾驰，势必不能，若十余人成队而行，虽稠众，亦为开通而过矣。先生用药妙处，深合岐黄玄机。

久痢通因通用六五

李尚田尊正，产后患痢，延及年余，肢体羸瘦，面色黧黑，医久以为不治症矣。予诊其两手脉皆微小，而右关尺之间，尚觉有力如珠，舌中常起黑胎，曰：微小乃是久痢生脉，脉滑胎黑，此必有沉积在肠胃之中，久而未去也，若大下之，病当愈。尚田曰：初病常服通利之药，今饮食不进者已数月，何为尚有积？且平日更一医一药，必增剧，内子疑为鬼祟，不敢服药。因陈其服过之方数十纸，示予。予曰：前人大都拘于产后大补气血为主，即有用消导、通利之品，又杂以参、芪、归、芍等辈，补不成补，消不成消，元气日衰，积日坚结，至近日，所用之方，皆收敛、温涩之药，宜其增剧耳。乃以润字丸一两，分三服，令一日一夜服尽之，下紫黑如膏数碗，口渴甚，煎生脉散代茶饮之，胃口渐开。又以润字丸日服一钱，每日便稠积碗许。十日后，方用补养煎剂，一月而痊。

卢绍庵曰：产后久痢，人皆以为不足之虚，惟先生断以为有余之实，乃以润字丸大下之，果去稠积而病愈，何为神效若此？良由指下精明，弃症而从脉也。

便血补脾六六

姚天池尊正，素有肠红之症，每用芩、连、山栀、丹皮凉血之剂即止，迩因恼怒饮食，遂患痞满之症。按之即痛，数日大便不行，医以丸药下之，大便已通，按之不痛，而胸膈仍不舒畅，饮食不进。因以行气投之，痞胀不减，而便血大作，三四日莫止。又以前用凉血之剂投之，血不止，而反增呕吐，身体微热。得病近旬日，而肌肉削其半。天池危之。予诊其脉，人迎沉，而气口涩弦而急。予思沉涩者，失血而不能上营也，弦急者，土衰而木乘之也。脾得血而能运，胸腹痞者，血虚而脾无以运也；血得脾而有统，便血不止者，脾虚而血无以统也。用人参、白术、归身、白芍、炙甘草、黄芪、炮姜、阿胶，数剂而血止、胀宽、饮食渐进。后去炮姜，加熟地，调理月余而痊。

卢绍庵曰：血症而用凉药，是其常也，呕胀而行补剂，是其变也，惟先生诊脉精当，乃敢塞因塞用，他人则不能。

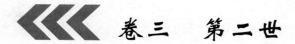

卷三　第二世

三世医验卷之三　习医铃法
前明吴兴陆桂肖愚著
子士龙祖愚辑
陆暗生发明
国朝同郡后学李沐素轩重订
石门后学马珮态敏夫校刊

产后臀痛成毒一

谢四府尊如夫人，分娩旬余，忽于臀处微微作痛，延女科金姓者诊治之。初认为血虚，用大料芎、归，将十剂，而痛不减。又以补血当补气，阳生则阴长，加人参、黄芪，五六帖，而痛益剧。谢公询房役曰：此处世代行医而有名者或晓此症候，汝辈有知即告。房役以予对，即令人相延。予进诊其脉，两手六部沉弦，而左关尺更紧，予问曰：夫人之痛，不知在左在右，抑左右俱痛？谢公曰：只左边近肛门一点痛。予曰：不知痛处热否？曰：极热。曰：此非气血不足而痛也，乃产后败血凝滞于肝经，臀乃肝经所络之地，流而注之，不急治，久必成毒。谢公曰：汝欲用何药？予曰：据愚见，当行血海之瘀滞，解经络之蕴结，庶可消毒于未成矣。意殊不以为然，复延女科，以予方商之，曰：陆公非专科，故妄有此话。丹溪有云：产后须当大补气血，虽有他症，以末治之。矧今将弥月，有何瘀滞可去？且瘀滞作痛，宜在内而不在外。仍以八物汤投之。忽一日，痛处顿肿，金医畏责，遂荐一外科疗之。又过服寒凉解毒之药，致疮口不收，大便作泻，饮食不进，肌肉半削。谢公复令人迎予，曰：向以公非专科，故疑而有此误。予曰：今外科又非我专门。曰：如此明理，想无所不精，乞用心救之。因诊其脉，微细如丝，按之尚觉有神，予曰：今宜大补矣。乃用人参、黄芪、白术、甘草、茯苓，加桂、附，数剂而泻止、食进。又加当归、熟地，约十帖而疮口成痂，肌肉复旧。谢公称为两世通医云。

　　陆暗生曰：医家望闻问切，俱不可废。先生问痛在左在右，抑左右俱痛，及至痛在一处，而决其成毒，盖左右俱痛者，血虚也；痛在一处，则着而成痈矣。知者察微，愚者见形，于此可见。

赤痢腹痛温补二

　　总捕鞠二府尊，九月间患赤痢，腹痛，里急后重，令人延予，予偶在长兴，其公子视为病势平常，故不追予，另召一医治之，彼医极其谨慎，用芩、连、芍药、滑石、槟榔、厚朴等，逐味呈看，撮成二剂，二府煎服一帖而痛觉增，二帖而痛更甚，连夜至长兴促予。是夜，鞠公痛不可忍，谓彼医曰：吾见医书有云通则不痛，汝为我用大黄下之。彼医曰：唯唯。其公子力争不可。及予到时，日已午矣。公子谓予曰：语云度日如年，昨夜候公，几于度刻如年矣。乞进诊看。予进视之，见公俯伏床褥，有呻吟难忍之状，而面赤戴阳，唇若涂朱，舌白滑无胎，令人细视垢桶，有泥血如豆大者数十枚，余淡黄而溏。诊其脉，浮按微数而大，沉按迟而无力。谓公子曰：此痛乃寒也，当以温热解之。公子备述昨夜欲用大黄，力争之故。予曰：幸未服，服则事不可知矣。彼医在坐，曰：用大黄原非我意，第公欲用温热，恐血痢脉大，未必是虚寒耳。予曰：脉大为热，而脉大无力者，为虚寒也。痢赤为热，而色晦便溏者，为虚寒也。因用白芍五钱醇酒炒数次，姜炭二钱，炙甘草、肉桂、附子各一钱，木香五分，枣二枚，一帖而痛减，能仰卧，二帖而痛止，改加升麻、人参、黄芪，数帖而后重、泻痢并除矣。

陆暗生曰：《难经》云：望而知之谓之神。先生见鞠公俯伏床褥，已知病因于寒。及验色之晦，脉之无力，而其为寒也，更无疑矣。即面赤唇红，亦由中寒，火不下降，正阴盛格阳之症也。姜、附一投，而寒瘤自愈。

湿肿误汗成痉三

鞠公令孙，年十一岁，向因水土不服，肚腹作泻，身体瘦弱，四月中旬，天气蒸热，淫雨不止，忽患头面大肿，手足、身体微肿，延儿科治之，认为风热，用苏叶、羌、防、柴、葛、升麻等发散之，汗大泄，继而痰涌吐逆，语言不伦，身体僵直，手足振掉，儿科又认为急惊风，用抱龙、镇心等丸药，不效。公延予商之。诊其脉，浮缓而弱，因询所以致病之由，公备述病情，及儿科之治疗。予曰：此病初起，原因脾虚不能制湿，偶值淫雨连绵，湿气盛行，内湿与外湿相感而发肿，此时宜以健脾渗湿之药疗之，乃为正治，而反发其汗，升动其脏腑之痰涎，疏泄其经络之津液，宜其谵妄、吐涌而振掉、僵直也。因用六君子汤加归、芍投之，一剂而涌吐即息，数剂而身体柔和、手足定，又数剂，精神始爽。后加泽泻，倍茯苓，数十剂而肿消泄止。

陆暗生曰：阳气者，精则养神，柔则养筋。误汗亡阳，语言不伦，无以养其神也，痉症角弓反张，无以养其筋也。先生始终以六君子为主，先回其阳气，少佐归、芍，亦无阴则独阳不生之意，气血既充，而后徐议渗湿。标本俱治，法则井然。

血崩屡补四

长兴王笠云尊堂，年四十九岁，经事已止半载，一日，忽然暴至，血流不止，予偶在姚家，笠云相延，比至，已昏晕不省人事，手足厥逆。诊其脉，两手沉微如丝，急以八物汤加附子、姜炭煎灌之，时余方醒，连服二大剂，血止十之七八，又相继服至十剂，六昼夜方止。数月后，血崩又大作，亦昏晕，彼处医家以犀角地黄汤，加藕节、阿胶之类，不止，又延予。诊其脉，仍沉弱，以附子、干姜、鹿茸，俱烧灰存性，同釜底墨，酒调服之，其血即止，后以六味地黄丸，加四物料，服药三斤，一年不发。次年八月，又暴至，昏晕比前更久，予又偶在雉城，急来相延。予诊之两手亦复如是，仍以大剂八物汤加附子，连服二剂，自日晡昏晕，至黄昏而气未苏，观者以为必死，予屡进诊之，决其必苏，盖气血暴脱，一时补剂未能与胃气相迎耳。笠云私延彼处医家诊视，投以牛黄丸，至半夜，人事稍省，而血尚未止。明早，予不知其另延医治之，故诊视后，仍剉八物汤，少加姜、附，二帖，而彼医适至，云：昨夜之苏，乃牛黄丸之功，公实不知也，向因屡服参附，以致血崩屡发，今人事既省，断宜以顺气行瘀，去其发病之根，岂可复蹈前辙？予曰：昨早投大补之药，即不服牛黄丸，亦苏，此等脉症，急宜续投参芪，少缓，恐成不救，岂可更以他药乎？笠云犹豫，而素重予之家学，姑从予言，彼医怫然而去，曰：读父书而抗赵卒，天下每多此人。予令先服煎剂，随照前制附子等味存性，午后人事更爽，食粥，晚服末药一服，夜间血得少止，明日，又汤散并投，血竟不来，予留前汤十帖而归。十日后，笠云出谢，饮食、身体已复元矣。

陆暗生曰：妇人血不止谓之崩，崩者，取象于山，土虚不固，然后山崩，未有土实而反崩者。人身气血相依，而生血之崩也，由气虚不能摄血，以致不归经而妄走，非峻补其气，能保其不复发乎？此等治法，人亦有知之者，第当垂绝而决其必生，既苏而复投以温补，皆家传之确见也。

疟后变痢五

王笠云，八月间患疟，服药已愈，后则饮食不调，大便泻而变痢，一日一夜，约一二十行，皆积滞无粪，腹痛，后重，身热，夜不安卧，彼处医家以芩、连、木香、槟榔等药投之，痢益甚。予诊其脉，左手浮弦而弱，右手沉数而微，予曰：此疟之余邪也，当清解经络中邪热，则大便自固，今但治痢，宜其难愈。乃以《机要》防风芍药黄芩汤，加柴胡，二帖而腹痛、身热顿止。后服调气养荣汤，数帖而精神如故。

陆暗生曰：经云：病发而不足，标而本之。王公之症，疟为本，痢为标。浮数之脉，虽有邪热，而微弱乃是不足。先生治病之本，而标亦愈。

胎孕子痫六

　　谢四府尊令爱与乃坦俱在任，青年初妊，将及七月矣。日间责一婢，大怒，又与夫反目，号哭半日，夜即不能寐。至夜半，忽口中谵语不已，目窜上视，竟于床褥中裸形而出，其夫力抱之，遂昏愦不知人事，问之不语，即于是夜令人延予，予适往德清，另延一医进看，不识何病，署中人多以为祟，谢公夜起，着红袍，执剑压之，而号詈嬉笑，千端万状，急令人到德清促予来。比至，悉其病状，予令数妇女执定其手，诊之六部弦洪有力，予曰：此子痫症，非祟也。谢公曰：曾有此否？予曰：此亦妊孕所时有，但令爱发太甚耳。用真正霞天曲、贝母、黄连、山栀、天麻、青皮、白芍、龙胆草、青黛，加灯心、竹沥，一帖而和，二帖愈其半，四帖而疾尽愈。及问其两日间景状，毫无所知。

　　陆暗生曰：孕至七月，气血壅滞，津液不能流通，未免聚为痰涎。加之盛怒，木旺生火，火并痰涌，聚于包络，包络为痰所扰，斯心亦不能自主，成此痫症。惟大泻心肝之火，火熄则痰平，痰平而诸症悉愈。

疮疖燥补七

　　徐县尊，于秋末冬初遍身生疖，大小不一，红肿燉痒，黄水淋漓。延一外科疗之，认为风热，用防风通圣散，数帖不减。又一外科曰：诸痛痒疮疡，皆属心火。用芩、连、山栀、生地等味，将十帖，痛痒脓湿益甚，且胃口日弱，饮食渐减，告假月余。鞠二府尊悉其病状，令人延余至县诊视，其脉浮按微数，沉按、中按皆缓而弱。徐公曰：疮痒，非风热即心火，当外无此两端，向一外科以风热治之而不效，又一外科以心火治之而亦不效，何也？予曰：风热，大都为瘾疹，未必为疮疖，至疮疡之为心火，《内经》言之，第脉微弱为多，此元气不足也。缓者湿也，数虽为热，而微数不可纯责之火。盖据今日之症，火为标，湿为本，而原当日得病之由，又湿为标，元气不足为本，此必因乘虚汗出澡浴，湿渍肉腠，久而热蒸，蚀为脓水，发为痛痒也。徐公喜曰：先生已照病情矣。乞处一方治之。因用苍术、苡仁、茯苓燥湿为君，人参、白术、黄芪、甘草补气为臣，连翘、蝉蜕清热为佐，葛根、白芷走入阳明肌肉为使。二剂，痛痒顿减，胃口稍开，十剂成痂，而体复旧。

陆暗生曰：《内经》云：汗出见湿，乃生痱痤。王注曰：小者为痱，大者为痤。今疮疖大小不一，正所谓痱痤也。汗出，已为阳气之不固，况乘虚乎？汗而澡浴，正汗出见湿也。先生熟于《内经》，故灼见病源如此。

辨声哑非瘵八

范肖麓令郎，厚味奉养，而酒量极高，性尤偏嗜，每夜沉酣，且多怒气。初患吐血，医者以犀角地黄汤等

卷三　第二世

剂投之，月余不愈，更增溺血、咳嗽。一日忽然声哑，然肌肉如故，饮食守禁忌而未尝减，屡更医者，俱以为瘵，用药大同小异，从无一效。祭酒屏麓公，素重先君，再四邀予往诊，备述病状，及医药罔效，且曰：此等病症，令先尊治疗必多，谅有秘而传之兄者。予曰：先君治病，随症用药，未尝执方，岂有秘而私传乎？第审症治病之法，不肖略得一二耳。乃令视脉，诊得左关洪大而弦，右关滑大而数。予曰：令孙乃有余之火症，非不足之瘵症也。此因厚味生痰，胃家素不清涤，兼之好酒，酒性属火，火炎痰涌，壅滞肺中，所以声哑。其血上下行者，怒则伤肝，肝脉挟舌本而络阴器，龙雷之火一动，血随之而上逆下泄矣。法宜清热、降气、化痰，导血归原，十日可愈。若认为瘵，而以地黄、二冬等滋润之药投之，无论肺气不得清，即肝气亦不得平亦。祭酒大喜曰：聆兄绪论，令尊可谓不死矣。乞求处方，因用霞天曲、山楂肉理胃家湿痰为君；杏仁、橘红利肺窍，桃仁、郁金行肝气为臣；山栀、生甘草清上焦为佐；滑石、车前清下焦为使，又用茅根煎汤代水煎药，数剂而血止声清，不十日诸症如失。祭酒称曰：世济其美。

陆暗生曰：金空则声鸣，肺属金而主声，痰滞肺窍，金不空矣，声何不哑？木盛则气逆，肝属木而藏血，怒动肝火，木不平矣，血何不动？此症俱宜责诸饮食，而七情当为末减。盖贫贱人之怒，以不得发而成郁，其受病深，富贵人之怒，以易逞志而过恣，其受病浅。至厚味酒醴，每多中于富贵之人，故先生虽分释病因，而用药以清肺胃为多也。

瘀痰涌吐九

潘天泉公大令郎元石，家庭有拂意事，怒极而不得发，日夜以酒自遣，遂患吐逆。饮食半留半吐，呕甚吐物，似痰非痰，似血非血，胶稠而色褐，胸胁胀痛彻背。初起，医以翻胃治之，不效，反加潮热烦躁。后一医以肺痈治之，用知母、贝母、花粉、蒌仁等药，而饮食日减，吐呕痛胀益剧。医者见吐出之物，咸谓肺烂不可治。天泉与客私语曰：此病若养愚尚在，何至不可治？有知予者曰：养愚令郎之学，不减乃父也。天泉公致书迎予，极叙先君交知之雅，今日求治之诚。比予到，公道故后，邀予进内，诊视间，适大呕，时许，出物如前，元石指以示予，曰：因吐出之痰色如此，故诸医谓予肺烂恐不可治矣。予闻其饮食已减，而肌肉不甚削，吐出之物可畏，而声音不改，及诊其脉，两寸滑数，左关弦，右关滑，两尺平。予曰：兄之肺非坏，第不知近日有郁怒否？元石曰：病正由此。予曰：予已悉兄之病情矣。右关滑，想素有痰，左关弦，郁怒之故也，怒则血菀于上，与痰交结，壅塞于心肺之间，故两寸滑数也。呕之不易出者，火也，胀痛者，正所谓"浊阴不降，则生䐜胀"也，法当涌之。元石有难色，出语，天泉公抚掌曰：此真养愚治法也，任君为之。因用常山五钱，红花五钱，酒二碗，煎一碗，令通口服之，一涌而出。初见褐色痰块，后多紫黑，约有盆许，胸膈顿宽，背亦不痛，食粥甚甘，亦不作呕矣。后以清气养荣汤调理之。

陆暗生曰：肺者，气之所自出也，若视痰色，几不辨其肺之坏与不坏矣，第肺坏，声必哑，今问答闻声音不改，则非肺坏可知。且肺坏由心火制金，火亢由水不制火，今两尺平和，肾水未竭，自能救母，肺何由而坏？呕吐，而反涌吐之，乃通因通用之变局也，况木郁宜达，涌吐者，亦达肝气之意也。

痢用补塞十

吴南垢老先生，八月间醉饱后有使内之事，明日患痢，一日夜百余次，赤白相间，状如烂肉，腹中温温作痛，四肢厥冷，诊其脉，缓大无力，两尺尤弱。予曰：此症即宜补塞。处方先书人参、肉果两味，其诸公子见之，大骇，曰：无积不成痢，岂有一二日就用补塞者乎？乞老先生再详之。予不得已，姑以调气养荣汤与之，不进不退。明日又诊视，予曰：还宜急为补塞。诸郎又力争，仍以前汤加人参，而彼竟不加，亦无进退。予适为渠族中延去，诸郎又另延一医，投以芩、连、槟榔、木香等药，腹痛如劙，足厥如冰，冷汗时出，气乏不足以息，所食之物，即从大便而出，色竟不变。半夜令人迎予，备述病剧景状，而不用人参与服别药，竟隐而不言。予曰：固知尊公之病未愈，第以前方加人参服之，何至势剧乃尔？此必不加人参或服别药之故。方始承服。予曰：此真不可为矣。欲辞去，诸公子跪拜备至，而夫人亦出堂欲拜，不得已，进而诊视。身体不能转侧，大便如流，势甚危险，而脉与神气尚未绝。因用大料人参附子理中汤，加肉桂、肉果投之，一帖而腹痛少减，数帖而足温、泄少止。后用人参二斤始起，须发尽落。

陆暗生曰：病有反治，有正治，有常治，有变治。痢而通因通用者，反治也；通久用塞者，正治也；然初起用通者，常治也；初起即塞者，变治也。知反知正，尤宜知常知变，方为大医。吴南邱诸公子，执无积不成痢之常，而不识尊君脉症之虚，若非神手，几败乃公事矣。

腹饥好肉属虫十一

陈曙光，患心饥，必食肉方解，若觉饥，不食肉，则遍腹淫走，并身体如在空中，不可支。每食肉，初一块，必满心如箭攒作痛，至数块方定，少则频饥，多则脾虚，不能克化，且作泻。阅医者数人，将及半年，肌削骨立，家人、亲友俱视为鬼神为祟，祈禳已遍。偶其兄云车，与予会于华林，述及乃第病状，曰：此症恐神仙亦不能疗也。予曰：若非死症，岂有不可治之理？由人不识耳。遂拉予同归。家人与曙光因屡药不效，以为多事，勉出就诊。予诊其六脉皆弱，而浮沉大小迟数不等且不常，其面黄而带青纹，予曰：此症易识，何前医如此束手？云车问：何症？予曰：此虫之为患，非死症，亦非鬼祟，予可力拯之。用使君子肉半斤，精猪肉半斤，同煮，俟肉极烂，去使君子入腻粉一钱，连汁顿食之。初吃，一如箭攒，食后半日不饥，至五更，泻盆许，皆虫，有全者，有半烂者，间有活动者，宿病顿除。后以参、苓、白术等调理之，禁其一年不食肉。半月许，曙光偕兄率子登门谢再生云。

郁痰腹胀十二

李安吾尊正，素不生育，及安吾纳宠，俱受孕，俱生子出痘，姜之子生，而己子死，悲忧弥月不已，遂胸胁胀痛，夜不安卧，卧必先令人于背上搋数百拳，方得就枕片时。卧不能仰，仰则气涌而喘，饮食半减，肌肉半削，月事不行，已数月矣。予诊其脉，寸沉而数，关沉而滑，尺沉而弱，予曰：脉与病情极相应，郁火成痰之症也。用调气养荣汤，加白芥子，倍霞天曲疗之，数剂，胸胁少宽，卧可仰，亦有时不必搋，第大便五日不行，小腹胀急，与滚痰丸二钱，又惧元气不足，改用补气养荣汤二剂，大便初去燥屎数枚，后出皆痰积，胀痛少减。后以补药相间，调理月余而愈。

陆暗生曰：悲思则气结，气结则津液聚而为痰。气郁，故六脉皆沉。有痰，故关滑。痰能生热，且气逆则上焦之火不得降，故寸数。月事不来者，血不足也，故尺弱。先生调气消痰，而必兼养血为主，此标本兼治之法也。

脱肛鼻衄十三

李安吾令侄，年十三岁，大肠燥结，不时脱肛，鼻中结块，不时出血，平日自喜读书，病亦从辛苦而得。常延小儿科疗治，已阅两年，每当辛苦必发。安吾极爱此侄，因乃正病痉，领至城中，就予诊视。骨瘦如柴，面红身热，其脉细数，予曰：此天禀火燥之症，若破身之后，便是劳怯矣，此时急宜治之，戒厚味，节诵读，而后服药以却之，庶可瘳耳。因定一方，用天、麦二冬各一斤，生地半斤，人参四两，即加减三才膏也。服一料，其发甚稀，服三料，将一年而愈。

陆暗生曰：鼻者，肺之窍，大肠者，肺之腑。童年攻苦，心气有余，心血必耗，血衰火旺，金受其刑，故上下结燥，用二冬滋金清火，以治其标。火燥有余，元气必不充足，脱肛出血，皆元气不能统摄故也，故用生地引人参以培天一生气之原，以治其本。此症虽成于后天之习苦，而实禀于先天之质薄，非大料补药，能免童劳之患哉？

伤暑吐血十四

三妻兄费光宇，七月间堂考，薄暮归家，饮酒数杯，心口便觉不快，随即作吐，吐后，出痰沫盆许，继之以血，亦有碗许，随头眩眼黑，遍身汗出如雨，身体渐热，但可静卧，稍动即呕吐，呕吐即有血，故口极渴，而汤饮不敢进。时予适他往，势急不能待，先接柴方泉看之，投药一剂，服时作吐，血亦相继而涌，勉强进药，亦随吐出。方泉见此光景，骇走，曰：脉大血涌，汤药不进，恐不可挽回矣。五鼓，予适至，诊其脉，数大无伦，按

卷三 第二世

95

之则虚，面如烟尘，予曰：不必甚忧，此劳心之极而兼伤暑热也，血因吐涌，吐因动发。令勿动，以井水调辰砂益元散，卧而以匙，徐挑灌之，约水一碗，药八九钱，即合眼睡，至午时方醒，人事极其清爽，热退吐止，但倦怠之极，以生脉散调理数日而愈。

少阳阳明合病十五

春元臧苕泉，下第，兼程归家，患伤寒发热，昼夜不止，鼻干，口干，呕恶，胸胁痛满，小水短赤，大便直泻。延予未至，彼处医先以柴苓汤投之，诸症悉剧，反增头痛如破，夜不寐。比予至，已三日矣，诊其脉，左弦右洪，寸关数，两尺稍和。予以柴胡、葛根解表为君，黄芩、石膏、知母清腑为臣，枳壳、桔梗宽中为佐，竹茹、甘草平逆为使。二剂，呕止痛减，热仍未退，卧仍未安，溺赤便泻尚如故。予思诸症皆因热不退，必得微汗，使清气上升，则余症自减。因去知母、黄芩、竹茹，倍柴胡、葛根，加生姜五片，亦一日二剂。黄昏进看，热退，夜即安卧，泻亦止矣，清晨思粥，小水稍清，第口尚微渴，予以天花粉、麦门冬、生甘草、陈皮、黄芩、桔梗、枳实扶胃气、消余热调理之剂四帖而归，戒以胃气初开，慎勿过食，即食粥，亦不可多。后十日，果得食复，复来延予。身热谵语，如见鬼状，舌胎色黑有刺，大便三日不行，日轻夜重，脉沉有力，两尺带弦。用枳壳、黄连、瓜蒌仁、桃仁、白芍、槟榔、元明粉，二剂，而诸症俱减。其未脱然者，以大便未通耳，用桃仁十枚煎汤，下润字丸一钱五分，而前症俱去矣。后以清气养荣汤调理之。

陆暗生曰：阅先生医案至此条，有友问曰：身热便赤作泻，何以服柴苓而反剧，且增头痛？予曰：柴苓汤乃太阳少阳合病之药，口干、胁痛等是阳明少阳合病，今用太阳药，反引邪至太阳，所以本症剧而复增头痛也。前病热，只在气分，升其清气，则短者长，而泻者止矣。后病热，兼在血分，故必桃仁、明粉、润字以下之。此等治法，非熟于仲景不能。

截疟吐泻不治证^①验十六

沈俊庵，年五十岁，七月间患疟，每日一发或两发，服药不愈，用丸药截之，服后呕泻竟日，次早疟不作矣，然饮食无味，因之日减，身体倦怠嗜卧。至八月中，复发寒热一二日，复以丸药截之。服后吐泻，数日不止，饮食不思，而亦不能食，强灌汤水，尽皆吐出，身热戴阳，语多谵妄。延一医与予商治，一医先诊，拟用二陈五苓。予诊其脉，浮而微细如丝。予出，私谓彼医曰：事不可为矣，兄之药恐缓不济事，今当用附子理中汤，以冀万一。彼意不然，述之病家，病家见说附子，大骇。予解其意，托故而去，彼医后言曰：家传盛名，何出此言？疗治两日不救。

陆暗生曰：仲景谓：阳症见阴脉者死。虽言伤寒，亦可通之杂症也。今面赤戴阳，身热谵语，皆阳症也，

---

① 证：原作"症"，目录作"证"，义胜当从，据目录改。

而脉细如丝，已犯仲景之忌矣，况泻痢绝谷，死症不一
而足。彼医乃敢谤议，正《内经》云：粗工嘻嘻，以为
知医者也。

久疟峻补十七

　　陈振宇令爱，年二十七，产后患间日疟，已月余，
寒热虽轻，而身体倦怠，饮食减少。予诊其脉，左手平
和，右手弱而无力。予以补中益气汤与之二剂，觉胸膈
饱闷，遂归咎于人参。更医，仍用清脾饮、二陈汤等药，
寒热反剧，用截药，或止几日复发。延至数月，肉削骨
立。予复诊其脉，微弱之极，予曰：前服人参两许可愈，
今非至斤，不能奏功矣。用十全大补汤二剂，仍觉饱闷
微，为予言之，予曰：直服到不饱闷，自愈矣。更倍人
参，投之十剂，不惟不饱，而饮食日增。后服数十剂
而瘳。

　　陆暗生曰：予观本草人参主治条中有云：宽痞胀，
破坚积。余始疑之，盖气主于调，积主于消，然气虚之
人，有益调益消而痞积益甚者，非健其气以运之不可，
则补之正所以消而调之也。木香、豆蔻，乃先生家传必
用之药，此症似宜调气，而剂用纯补，诚识症用药之妙
诀也。

疟浊属湿热十八

吴南邱公子患疟，初起寒热大作，后稍解㑊，凡发表、消导、清脾饮之类投之屡矣，将及半年不愈，且发时兼之咳嗽，近又有白浊、茎中痛之患。或投滋阴清火之药，而寒热更甚，或投补中益气汤，而咳嗽更甚。发之半日，饮食不能进，发过后，尚不甚减，大便溏而色焦黄。予诊其脉，浮之而缓，沉之而数。予曰：外邪已解，特湿热居于下焦，不得清耳。热挟湿邪，侮其肾水，所以浊痛与便糜俱发。肾水受制，不能上交于心，火无所制，刑其肺金，故发时咳嗽也。此不可急治，因用苍术米泔浸炒，黄柏盐水炒，为末，蜜丸，即二妙散也，每食远服五钱，日三服。十日而浊止便实，又十日而疟嗽亦愈。二妙散能治疟，一时传为奇异。

陆暗生曰：《内经》云：肠中热，则泻黄糜。今便溏者，湿也；色焦者，热也；即浊，亦湿也；茎中痛者，亦热也。湿热居于二府，疟无常候，随人之症，以为进退。有此下焦湿热之患，所以疟亦迁延不止，湿热除，则疟自愈。至嗽，亦湿热所蒸，故疟止而嗽亦止。

症候不一总属气虚十九

吴江邹心海令郎，年十八岁，新娶劳烦，兼之感冒，症似伤寒。彼处医家以九味羌活汤投之，忽变呕吐，一二日不止。改用藿香正气散，吐稍止，而身体极其倦乏，吐亦间作，饮食不进，强食即饱闷，腹中漉漉有声如裹水，四肢微厥，小便短赤，大便或溏或秘，口渴而不喜汤水，昼则轻而安静，夜则重而烦闷。有主调气者，有主清火者，有主滋阴者，百投不效，而滋阴尤为不便，症候固杂，汤药亦乱。予诊其脉，寸关沉缓而弱，尺脉颇和，予曰：此症虽发于新婚三日之后，然据其脉，似得之劳烦伤气，而非得之使内伤阴，且症候不一，出于中气不运者多，宜略症从脉为治。病者闻不由色事，谓父母曰：陆先生，真仙人也。盖初因此子害羞不言，父母与医家谓三日之后，病由阴虚，所不必问，不于劳倦伤气着手，故症杂出而药无一效也。因用四君子汤加枣仁、豆蔻、木香、姜、枣，煎服数剂，无甚进退。又倍人参，加熟附子五分，而胸膈觉宽，饮食稍进。服至二十剂，前症始得悉愈。

陆暗生曰：世有病因劳倦而脉亦数者矣，未有病因于阴虚而脉不数者也，今脉多缓弱，而尺又平和，则非阴虚明矣。即以症论，《内经》论症，每于所胜之时而甚于所生而持，得其位而起，今症本伤气，日中轻者，阳隆也，夜每重者，阳衰也，人知日轻夜重之为阴虚，而不知亦有属阳虚者。

痰结解痢二十

吴逊斋老夫人，年已六十外，素有脾泄之症。三月间，忽咳嗽吐血，痰多而咳之不易出，日晡潮热，胸膈支结，不能就枕，虽天气温和，畏风畏寒，不能去帏帐。初延一医诊治，以脉数吐红，身热咳嗽，皆血虚火旺之所为也，投以养血清凉之药，痰血之新疾不减，泄泻之宿疾更甚，饮食不进。更一医，以年高久泻，岂宜清凉？用六君子汤投之，泻未已而痰壅殊甚。两医初相矛盾，后逊斋同延商治，一以吐血不宜身热脉大，一以泄泻不宜身热脉大，两人所见不同，其不可治均也。适南坭公子字敬之者问安，力举接予，因延诊治。其脉左寸关浮洪，右寸关滑数，两尺弱，予曰：老夫人之脉，似表邪太重，不知曾有感冒否？逊斋曰：十日前，老妻自小庄返舍，漾内风大觉惊，然归来不觉所苦，隔数日而后病发，况今病势危急，岂是外邪之小疾？因备述前二医言。予曰：人迎脉浮，明是表邪。气口滑疾，明是痰火。尺弱，乃高年之常。见血，特表气之郁。脾泻宿疾，有何死症而为此危谈？我可一二日内起此病也。逊斋见说，心甚疑虑，计无别法，姑任予治。因用炒黑麻黄、苏叶、前胡解表为君，杏仁、苏子、陈皮利气为臣，桑皮、片芩、天花粉、石膏清热为佐，甘草、桔梗散膈和中为使。连进二剂，是夜五更微汗，痰嗽顿减，熟睡一二时，醒即进粥二碗，日晡不热，而痰中无血矣。因去麻黄、苏叶、石膏，加白芍药、茯苓，又二剂，而诸症如失。后制一丸方，以治其脾泻：人参、白术为君，白芍药、霞天曲为臣，炙甘草、干姜、缩砂为佐，枣肉、神曲糊为丸以为使。服之数旬，痰去身安。

陆暗生曰：凡病脉流利者生，弦涩者死。脉既带滑，即吐血泄泻，犹未必死，况得之表邪者乎？盖血有阴虚火动之血，亦有经络遏抑所动之血；热有阴虚火动之潮热，亦有邪在阳明少阳之潮热。毫厘之差，遂成千里之谬。

湿痰流注二一

吴逊斋体肥，素有酒积，胃脘作痛，近又肢节作痛，而下半体更甚也，他医以为风，用史国公药酒疗之，时作时止。因见久不能愈，此必精血不足之故，更用虎潜、河车等丸服之，而痛处且肿。因夫人之立效，恳予诊治，备述其病情治法，及诊其脉，六部皆缓，而关稍带弦。予曰：尊脉乃湿痰流注骨节而作痛，非风，亦非虚也。风药虽不能除湿，而亦能行气，故得暂愈，若认为虚证而滋补之，是重其壅矣，能不增剧乎？治法宜先用丸剂，急清中宫之痰积，继用煎剂，缓疏经络之壅滞，则不独肢节痛除，而胃脘之痛亦不作矣。后依法服之，果验。丸方：霞天曲、山楂肉、橘红、白术、茯苓、枳实、神曲、竹沥，打糊为丸，食远白汤送下。煎方：苍术、苡仁、半夏、南星、白芥子、威灵仙、秦艽、炙甘草、青木香，煎就入酒一小盏，半饱时服。

陆暗生曰：大凡经络壅滞，必由于中宫之积酿，徒疏经络，而不肃清中宫，有不复流注乎？清中宫者，治其本也，疏经络者，治其标也。此症非可以旦夕愈，势缓，故先治本，后治标。先后缓急之间，非深于此道者，岂能如此合节，而治验之神应也？

咳嗽胁痛消解二二

吴逊斋，是年十月间，患咳嗽、身热、胁痛，即来邀予，予适往吴江，比至已六日矣。日轻夜重，寝食俱废，逊斋以年高病骤为虑。及诊其脉，左手浮弦，右手弦滑，予谓之曰：此内有食积痰饮，外感风邪所致也，少为消导而疏散之，即愈矣。因用苏叶、柴胡以解其表，青皮、白芥子以治其胁，桑皮、前胡、杏仁以治其嗽，陈皮、半夏以清其痰，山楂、枳实以消其食，二剂而减，四剂脱然。逊斋曰：病到君手，如摧枯拉朽，何也？予曰：病原轻，特不使之重耳。逊斋以为朴而谦，更加敬服。

陆暗生曰：晚世医家，病轻而危其言以惊之，稍愈则侈其功以居之。先生病重而慰之以轻，术神而居之以谦，当以古人中求之矣。

产后烦热清解二三

吴敬之尊正，年二十余岁，临蓐前，已有感冒，分娩三日后，因责一婢，暂离床帷，时正冬月，觉身上凛慄，遂身热、头痛，医用参苏饮发其汗，头痛即止，而身热不除，医以产后当大补气血，竟以养血之药投之数剂，而烦热日甚，遂来相延。予未至，前医谓脉气甚弱，养血不应，自宜补气，拟用补中益气汤。比予至，诊之

卷三 第二世

两手脉虽弱而左手带浮，右手已见数，予曰：脉虚正产后平脉，左浮知表邪未解，右数将欲传里之候，宜急解其表，微通其里，少缓，当有承气之患矣。因用柴、葛、黄芩、天花粉、枳壳、山楂、桔梗、甘草，一剂而烦热减，二剂而身凉。后以清气养荣汤调理之。

陆暗生曰：丹溪谓：产后须当大补气血，虽有他症，以末治之。此说益人固多，误人亦不少。盖产后五心烦热，骨节酸痛，凡属不足之症，总宜大补气血，是治本症，即是治他症，原非以末治之也。若外感风寒，急宜解表，内伤饮食，急宜消导，盖气血既已不足，而邪气反令久留，直待表之不可，消之不可，束手无策矣。是知产后他症，比平人更宜急疗，岂得以末治之哉？

高年误汗用补二四

陆南洋方伯公，年近古稀，十一月间，天气有非时之热，人多患时气咳嗽，而南洋公偶理其旧日书卷，觉劳倦，因亦传染。医以芎苏散汗之，汗出不止，咳嗽连绵不绝，饮食不进，昏愦经旬，高年病势如此，举家惊惶。予诊其脉，浮大无力，以五十动脉法按之，二三十动间觉常有止意。诊毕，谓其子伯南曰：老先生因时气发嗽，原无甚表气，况高年劳倦，即有微邪，止宜扶正气以胜之，岂可妄汗令人昏愦、喘急？事势诚危，然予尚能调治，第寿算恐不能出三年外耳。伯南曰：今日之不讳十有八九，若得过明年，家君微福多矣。因用补气养荣汤，加酸枣仁，助参、术以敛汗，又加枇杷叶、

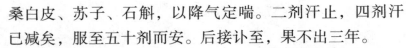

桑白皮、苏子、石斛，以降气定喘。二剂汗止，四剂汗已减矣，服至五十剂而安。后接讣至，果不出三年。

陆暗生曰：《内经》云：冬三月，为闭藏，无扰乎阳，无泄皮肤，使气亟夺。高年作劳，既已扰乎其阳，而复汗之，以泄其皮肤，病有不剧乎？误汗之失，此亦易知，喘嗽之定，此亦易辨，独其决大限于一诊之间，如鼓应桴，真所谓造化在手矣。

瘀血成毒二五

吴江宁见源，久居林下，年近古稀，常自逞强健，乘船起岸，每不欲人扶。一日下舟，偶尔失脚堕水，足大股挫气作痛，左胁亦映痛，顺气活血之药，服至数十帖，两处之痛，已愈三月矣。忽于左股内髀枢作痛，彼处医家以此部分乃肝经所络之地，高年肝血不足，虚而作痛，及服四物养血之药，而痛处且肿矣。又有以为湿痰流注，而苍术、苡仁、霞天曲之剂投矣。又有以为肝经久郁者，而黄柏、青黛、芩、连之剂投矣。又有以为昆仑气逆者，而茴香、川楝、荔橘核之剂投矣。疼痛日甚，憎寒作热，甚至不可忍，惟求速死为幸。予诊其脉，六部洪数而左关尺带弦，诸公子悉述前医治疗无效之药，予曰：尊翁此处曾有所伤否？诸公子始述前堕水之由。予曰：此必瘀血未尽，留而成毒也。因起视痛处，已有脓在内，亟令延外科商之。诸公子曰：前亦请外科诊治，彼说是内科病。予曰：今已形之外矣，试延之，吾自有用处。外科至，予令以针破之，出脓血数碗，服大料参芪托里散，数十剂而痊。

陆暗生曰：胁与内股及髀枢，其为厥阴肝经之部分，前医已明之矣，独恶血消之未尽，瘀蓄成毒，隔衣而识经络之邪，与隔垣而照脏腑之病者何异？

养正胜邪二六

梅先之，年二十五岁，右胁间患一块，用棱、术等药峻剂攻之年余，遂饮食减半，且飧泄、潮热、盗汗，而块反觉日大。予诊其脉，左浮而数，右沉而弦，予曰：浮数者，血虚有火也，应热与汗；沉弦者，木气乘脾也，应泄与块。先之欲急去其块，予曰：块久未尝为患，因峻攻正气致虚，所以邪气反盛。今只宜先培元气，俟泄止、汗收、食进，次养血以退热，血气充足后议消导其块，若攻补兼施，未必获效，至纯用攻击，尤非所宜。因用人参、黄芪、白术、茯苓、枣仁、炙草、豆蔻、木香、白芍药、姜、枣煎服数剂，泄减，胃气稍开。至二十剂，大便结实，饮食觉有味。病初盗汗，合眼即出而且多，今但间作而甚少，潮热亦不常发矣。块不为进退，而汗与热未能全止，改用清气养荣汤加人参、白术之半，又药二十剂，后间以消痞丸投之，或二日一服，或五日一服，调理三月而块始消大半，因止消痞丸，纯以补养气血之药投之，半年而块无踪迹矣。

陆暗生曰：但言患块，而不言作痛作胀，块未为祟，乃峻攻之，以致元气削乏，泄汗交作，亦危矣，而犹欲攻块，抑何不知轻重缓急也？先生始用益气，继兼养血，正洁古所谓"满座皆君子，使小人无所容地"之法也。迨气血充盈，而消块不必求其尽，又《内经》所谓"大积大聚，衰其大半而止"之法也。后只培养元气，血块自然失去，盖正胜而邪自却也。

中满进退调补二七

陆南洋如夫人患痞，医家以为食积痰饮，服消导二陈汤之类，约二十剂，而痞满日甚一日。又一医以为气虚中满，投以补中益气汤，亦如故，但不增剧。大约补不效用消，消不效用补，寒不效用温，温不效用凉，治疗一年，饮食减十之七八，大便时泻时结，肌肉半削。南洋延予治，予诊其脉，浮之弦大，沉之涩小，予曰：大事无害，然非百剂不能全愈，不可以小不效见疑，亦不可以小见效中止。南洋曰：病势已如此，任君为之。予用调气养荣汤加参术。初用木香豆蔻各三分，参术各钱半，服二剂，不甚效，陆公疑之，予曰：前已说过，不可疑惑。因减参术，增木香豆蔻，病仍无进退，直至木香豆蔻增至一钱，参术减至七分，而胀满稍愈。后参术不减，木香豆蔻增至钱半，而饮食渐加，胀满始宽大半。自后渐加参术至二三钱，减香蔻至一二分，约六十剂而全愈。

陆暗生曰：古人治痢，有进退承气法，今先生治满，用进退参术、木香豆蔻法，是亦有暗合者。兵法有云：见可而进，知难而退。即用药亦何独不然？

热病清解二八

　　史洞庭尊正，乃一庵唐老先生孙女，四月间，患头疼发热。予诊其脉，洪数见于气口，用清解药二剂，大约柴、葛、栀、芩之类。未服，而病者之兄唐承尊延一医来，诊毕，取予药视之，曰：头痛身热，乃太阳症，而遽用柴、葛，不引邪入阳明、少阳乎？汗未得，而遽用栀、芩寒凉之品，表邪何由而解，不将传里乎？用大青龙汤二剂，病家止服一剂，夜间遍身如煅，口渴咽干，已有谵语矣。明日，唐复延其看，又以非伤寒乃痛风也，用羌独活、何首乌、牛膝等二剂，乃登高而歌，弃衣而走，骂詈不避亲疏。史家复延予，唐承尊犹曰：不用某药，万一死，吾必讼之。予至，闻欲裸而出，令数妇人持之，予谓洞庭曰：此阳症也，扰动之益剧，宜婉言谕之。果如予言而止。因先用糖水法灌之，其势便缓；随以白虎，加元明粉、芩、连、蒌仁、犀角，数帖，而骂詈始止。然犹或妄言，知大便久不去也，以润字丸三钱投之，夜出燥屎一二十枚，而谵语犹未全止。复进前汤，又以丸药二钱投之，出燥屎数枚，溏便少许。又三日方思粥饮，以清气养荣汤调理之。

　　陆暗生曰：洪数见于气口，此病从内出，而非外得，正所谓"至春变为温，至夏变为热"也。本宜清解，而反用辛温发散，其误甚矣。

腹痛温补兼消二九

尤少溪，年近六十，平日性急，每多怒气，五月间，腹饥而偶值盛怒，吃冷粽四枚，遂患腹痛，并胁亦痛。医用平胃散加枳实、黄连等药投之，痛不少减。彼亦知予家润字丸方，以五钱，分三服，令一日内服之，大便已泻，而痛仍未止，彼医曰：通则不痛，今通而仍痛，药力浅而积未尽也。再用五钱，分三服，令一日服之，大便一日十数行，皆清水，而痛反增剧，号叫不已，饮食不进，手足厥逆，面色青胀，势极危迫。予诊其脉，弦细沉弱，右关弦而有力，予曰：虚中有实，消则元气即脱，补则腹痛尚剧。因用理中汤料五钱，配枳实五钱，一日二剂，始得坚积缶许。是夜，痛大减，明日，减枳实之半，又二剂而腹痛全愈矣。第胁间尚有微痛，因去枳实，加青皮、吴茱萸，数剂而诸症悉痊，后以调气养荣调理之。

陆暗生曰：既伤寒积，法宜温消，高年尤宜兼补，七情又当调气，鲁莽消导，自应不效。而妄认积重药轻，峻投润字，以寒攻寒，中气重虚，积反坚凝，故大便虽行而痛不因泻减也。温补一投，阳气立回，积遂流通，痛亦因而渐减矣。此正一阳解冻，而坚冰顿释，变肃杀为温和之义也。

吐血脾泻行瘀温中三十

钟鸣宇，苦志萤窗，少年考试颇利，忽患吐血碗许，延医治疗，急以芩、连、栀、柏、生地、芍药辈投之，一帖而止。后数日喉中复有血腥气，似有涌意，心极惊惶，又以前药投之，亦一帖而止。自此，渐患发热、咳嗽、痰红，医者以吐血、咳嗽乃阴虚火旺之故，以滋阴清火之剂疗之，逾两月咳嗽不减，而大便不实矣。改理脾胃，而喘促、烦躁殊甚，仍复滋阴，而泻觉剧。医者以上喘下泄，恐非吉候，技穷而退。其亲游见心素善予，为鸣宇尊人言之，因来延予。予见面黄带青，喘促声哑，不能仰卧，胸膈痛应于背。脉之，两寸不起，两关尺沉迟而尚有神，予曰：寸脉不起，上焦有瘀也，关尺沉迟，中下有寒也。用延胡索、苏木、红花、茅根、丹皮、紫菀、桑皮、贝母、枇杷叶，以大料浓煎，徐徐陆续服之；又以白术、干姜、茯苓、泽泻、陈米为丸，日三服。煎药仅二剂而喘促、胸背之痛顿减，又二剂而声稍清，丸药约二两而泻止，治疗十日，诸症俱痊。后以调气养荣汤调理之。

陆暗生曰：血之初来，未有不因于火汹涌而出，一帖而止，非大寒之剂不能，第火由寒息，血亦由寒而凝，旧者既凝，新者益聚，宜其胸背作痛而喘促声哑也。上热未除，中寒复生，而泄泻又作矣。先生以煎剂去上焦之瘀，丸剂理中焦之寒症之相歧者，卒得交愈矣。

眼肿眩吐清肝三一

孙屏石宪副公夫人，因感怒气，患两目赤痛，两太阳亦痛，延眼科治之，将及半月，赤痛益剧，且肿大如桃。经行数日不止，大便数日不行，饮食不进，头眩、吐逆，仅可伏枕，每起便溺，未有不旋转、呕吐者。予诊其脉，左弦右滑，上下俱属阳分有余，予曰：相火寄位于肝胆，怒气触之，其发如龙雷，不可逆折，虽上剧而下缓，然实因下热壅于上。用醋炒柴胡、青皮、吴茱萸、炒黄连、盐水炒黄柏、酒炒黄芩、白芍、丹皮、青黛、竹茹为煎剂，又以抑青丸合龙荟丸，一日夜，煎、丸各二服。明早，赤肿、眩运、呕吐，十减七八矣。第大便不行，经血淋漓不止，煎剂仍服前方，丸药以抑青丸合润字丸投之，日暮欲解，艰涩异常，肛门几裂，便后进粥碗许，夜得安睡。明日，经止，肿平，眩与吐俱不作矣。后以清气养荣汤调理之。

陆暗生曰：诸风掉眩，皆属肝木；诸逆冲上，皆属于火。眩运者，木也；呕吐者，火也；赤肿交痛者，木火交扇也。风火之性，每以静而息，以动而炽，故动则益剧也。大便不行者，火燥大肠也；经不止者，火扰血室也，上下之症，俱属火炎，而先生主于泻木者，盖风动则火炎，风静则火自熄矣。

块因补消三二

费台简令堂，年五十余岁，原因多产，七情欠调，本元微弱，痰中见血、咳嗽等症不时发作。今患胸膈痞满，饮食少思，心下有块如桃，按之微痛，头面、四肢浮肿，痰出稠腻，症甚可虑，所可喜者，不发热、不作泄，夜卧常安，小水不利耳。其脉，左手浮弦而关更甚，右手沉细而关则带滑，此肝木有余、脾血不足之候也。脾血不足，则失其健运之常，故饮食不思，而痰聚成块；血虚则火旺，气郁故胸膈痞满，而四肢浮肿。第以四物汤养血则以滞益滞，以二陈汤消痰则脾血益虚，以栀、连清火则脾虚恐不任寒凉，以辛温理中恐燥湿不宜咳嗽。为今之计，合当疏肝助脾，调气养血，则火降、郁开，而痰自消矣。用调气养荣汤，加陈皮、前胡，佐茯苓，消痰止嗽；青皮、香附，佐白豆蔻，疏肝宽膈，总之，气得流走，则血自津润。数剂之后，用润字丸间服，每次五分，疗治十日，嗽减食进，块已小其半。第饮食无味，胸膈不甚舒畅，改用六君子加养血调气药，盖邪之所凑，其气必虚，壮者气行则愈，怯者着而成病。此后纯以补为主，而间用调气治嗽之品调理，前后约五十日，诸症始得尽痊。

陆暗生曰：先生治块之法，或先益气，或先养血，而后以消痞之药间服之，总视气血亏盈以为调治之先后，未尝纯用攻伐，意以气血皆旺，邪无容聚，即已聚自可复散，无俟峻削，反伤元气也。

胎孕因惊胀呕三三

史默庵令爱，孕已八月，偶有事归母家，过漾遇风，几至覆舟，惊恐殊甚，比至，呕吐一番，家人犹以为船注。少顷，胸膈胀闷，饮食不入，医家认为外感表邪抑遏所致，用发散药二剂，呕恶更甚，并少腹亦胀，小水不通。及再诊之，谓默庵曰：尺脉甚弱，恐胎不固。家人以八月非堕胎，乃生育也。夫家受喜，母家生产，犯俗忌，欲带病送回，默庵夫妻不忍，急延予求决。诊其脉，两寸洪大，两尺果微，予曰：病起于惊，在上而不在下，此即子悬症也，且脉未离经，岂有即产之理？时正暑月，用辰砂益元散五钱水调下，一服而吐止，少顷，小便已利，胀闷顿宽。

陆暗生曰：《内经》云：惊则气乱。气乱则痰涌，胎因上冲，所以胀闷而呕吐不止也。用辰砂、滑石以镇坠其气，气降则痰降火熄，胎归原所，不再剂而吐止、胀宽，小便立通，乱者平矣。

喷血用下三四

闵巽峰，性极躁急，素有痰火，三月间，患吐血，医以涩药止之，血虽止而喉中常有血腥气。至六月间，就前医商议，医曰：乘此伏天灸之，自永不发矣。灸后半月，忽一日，血从口鼻喷出，势如泉涌。予诊其脉，六部洪数，身热烦渴。予用芩、连、石膏、丹皮、红花、犀角等药，连进二剂，而热不甚减。薄暮，以润字料合桃仁泥丸之，顿服五钱，少顷，又进三钱。五更，下数行，所出稠痰、瘀血缶许。明早，身凉血止，方得稍睡。后以前汤加生地数剂，又去犀角、红花，加天麦门冬、天花粉，便结则用前丸，调理五十日而血得全止，半年而精神始如故。

陆暗生曰：吐血骤止，血与痰瘀结于胸膈之间，喉中常有血腥气，有欲出待决之势，而乃用灸，以火攻火，奔逼上溢，势几不可遏，若非丸剂峻下，釜底抽薪，安能顿杀其汹涌之险？众称先生家传好补，要亦值症之宜补者耳，何尝废攻也哉？

吐血行瘀三五

潘碧泉令媛，年十八岁，未适人，经行有怫意事，悲忿之极，一日即止。后患吐血，每吐碗许，日晡潮热，饮食不思，大便不通。医者以犀角地黄汤投之，心下痞塞，呕吐，或痰、或血、或酸水，胸胁亦时时胀痛。予诊其脉，洪大而弦，予曰：此有瘀血也，旧者凝滞，则新者渐积，故溢而妄行，法当通其瘀，则血自归经矣。因以润字丸配入桃仁、红花合丸之，日进三服，外以调气养荣汤间服之。大便出瘀垢甚多，热退痛减，经行而吐血即止。

陆暗生曰：郁则气结，气结而血亦结，势必逆上。消其瘀，导之使下，则逆上自止矣。

怒后痰中三六

潘碧泉尊正，年近五旬，身肥气甚，夫妻反目，大怒后，忽然倒仆，牙关紧急。予诊其脉，两寸关滑大，两尺沉无，因启其齿，以稀涎散薑水调灌之，吐出其痰盆许，少顷而苏。第人事尚未清爽，再诊其脉，寸关稍平，两尺已起，以二陈加贝母、黄连、香附，数剂而安。

陆暗生曰：《难经》云：上部有脉，下部无脉，其人当吐，不吐者死。今寸关大而两尺无，以脉论之，法自宜吐。又《内经》云：木郁达之。今怒则气上，痰随涌塞，不去上焦之壅，何以达下焦之气？以症论之，法亦宜吐，所以吐后关平尺起，而昏晕者立醒。

疫久用补三七

南关一屠户沈姓者，四月间，患疫未起床，其妻以服侍劳倦，亦相传染，月余而身热、谵语不清，生理久废，资本又尽于祀神，裸体闭门，奄奄待毙而已。其邻邵南桥，年高行善，常令小奚饮酒食蒜，以粥饲其夫，又在诸邻敛银两许，以为此妇殡殓之资，偶遇予，道时疫之多，并述其事。予曰：近来时症颇多可救，予试往看。南桥先令小奚通知其夫，即与予同往。其夫强起，掩覆其妻。予进诊视，面赤唇焦，气促厥冷，身热如火，其脉，浮之数大而散，沉之细涩而微。予出谓南桥曰：

若以殡殓之资半易人参，此妇尚可生也。南桥即同予赎
人参五钱，予以白虎合生脉二剂与之，嘱曰：若有好处，
明日再为诊看。服后，人事顿爽，热已半减，手足温和。
南桥喜甚，来拉予往看，其脉稍敛有神，予以前方加白
芍，人参止用一钱，付四剂。十日，其夫卧床未起，而
此妇已能行走矣。

　　陆暗生曰：瘟疫之症，云能传染，虽至亲不相往来。
沈屠劳力营生，即四体健旺，恒苦衣食不给，何况经卧
病月余？此则阖门待毙，亦势所无如何也。而所可尚者，
邵君之不避俗忌，赒恤百端，而先生偶闻其事，自许往
治，又复施药以拯其命，此不独为先生之治验也，而两
人之乐善，诚足为世俗风矣。

骨节胀痛三八

　　邵南桥令郎，壮年患遍身筋骨疼痛，肢节肿胀，痛
处热如火煅，食饮不进，呻吟不已，延予诊治。其脉，
浮之而数，沉之而涩，予曰：此似白虎历节症，而其因
总不出于阴虚有火，若误以为风气，投表散燥热之药，
病必剧矣。因用生地、当归、白芍、红花、酒芩、秦艽、
天花粉、连翘，数剂减半，十剂全愈。

　　陆暗生曰：痛风历节，古方悉用燥烈风药，丹溪极
言其误，而后世曾莫之改，受累者比比，先生遵而行之，
良有古法。

实热投补增剧三九

　　吴煦野公子，年二十三岁，精神极旺，三月清明节，馆中归家，夜大醉，遂有房事，五更小解，忽脐下作痛，肠中雷鸣，小便不利，明日遂发寒热、头痛。延医看脉，自告以酒后犯远归之戒，医者疑是阴症伤寒，以理中汤两剂，令一日夜尽服之。第二日，呕逆大作，烦躁口渴，饮食不进，昼夜不卧。延予诊治，已第三日矣，其脉左弦右洪，寸关有力，尺部尚和，面赤戴阳。予不知其服理中之故，出撮柴葛解肌汤二剂，煦野及亲友见之大骇，因备述远归阴虚，投理中不减，正拟倍加参附，岂意老先生两世名家，乃用此等汤剂？予曰：脉症俱阳，纵有房事，阴未尝虚，予正有传授，所以用此药，若无传授，亦用理中矣，必再用参附，恐仙人亦难拯救，倘不相信，辞矣。煦野苦留，余令今夜必服此二剂，庶不传里，病者自抱心虚，止服一剂。明早诊视，症尚不剧，脉仍洪大，并两尺亦大，予曰：热邪已入腑矣，日晡必剧。以白虎汤二剂投之，病者尚犹豫未决，予曰：今日怕石膏，明日大黄也怕，不得延挨。煎就未服，而烦渴、燥热大作，且有谵语。煦野公骇之，予曰：此势所必然。连进二服，热略不减，于是群然议用大黄，予曰：今日大黄又用不得。仍以前方二剂与之，至五更始得少睡。早间诊视，两尺沉实，舌胎已厚，改用小陷胸汤，送润字丸一钱，至晚又进一钱，夜半出燥屎数十枚，热减泄止，大势始定。此后枳实、黄连服至数十剂，少用滋补即痞膈，饮食不能进。调治将二月，方得全愈。

陆暗生曰：医者治病，俱谓宜谨慎，不宜胆大，予以为总在识症，不在谨慎与胆大也。此症病人与医家俱极谨慎，恰亦几至误事，若非病进药亦俱进，安能转祸为福哉？

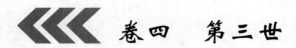

卷四　第三世

三世医验卷之四　习医铃法
前明吴兴陆士龙祖愚著
同郡后学李沐素轩重订
石门后学马珮忞敏夫校刊

繁劳伤风一①

浙省绣衣，五载不至，案牍堆积，杭州府理刑陈公，于天启二年八月，奉宪檄查盘绍兴。九月，查盘湖州，殚精竭虑，以襄公务，劳繁伤风，犹然力疾支持。初至湖城公馆，召龙，先告所患，而后诊脉。外症头疼、鼻塞、咳嗽，胸膈不舒，咽干身热，行动便有微汗，有痰不能咯出。两寸浮弦而数，左关弦紧，右关弦滑，两尺平和。有议者曰：劳顿之后，即宜清心养血为主。余先用疏解利气之药二剂，继加入养血药二剂，诸症二三日间顿愈。其书办沈姓者，随巡两府，劳碌之后，感冒成疟，因循不药，负病书写，勉啖饮食，变作内伤间疟。头疼身热，眼眶、骨节俱痛，胸膈痞满，不思饮食，恶心呕吐，有长虫数条；晡时先寒后热，黄昏蒸蒸大热，天明方解；五六日不大便，病势颇剧。彼欲试医，勉强栉沐，若无病状，予诊之，悉其病情，不爽毫发，同事者俱以为神，争求诊脉，予各悉其病状，无不曲中。沈病以疏表宽中二剂与之，症减十之七八，后以宽气养荣汤调理而安。

陆祖愚曰：陈公贤劳王事，繁冗过度，仅有外感，却无内伤，是以投剂辄效。其沈书办，劳伤感冒，有病而不遑息肩，加之勉强饮食，病剧方能就枕。迨予诊视，衣冠济楚，因一人以及其余，罔不奇中，于是众口啧啧，称以为神。坡仙曰：吾求疾愈而已，岂以困医为事哉？

卷四 第三世

① 一：原缺，据会文本补。

诸人未尝觇及此言，幸予亦不为所困。

中虚宜补二

本府添设曾公，向来中风不足，予进诊视，常言服参芪得力。壬戌六月，署归、乌二县印务，午后未几，啖杨梅一大碗，胸中就觉不爽，听审毕，身热头眩，吐痰口渴，不思饮食，三日不更衣。召余诊视，适往四安，另延别友，用枳实、山楂、芩、连、厚朴、二陈等，服三四帖，大便一次，去燥屎数块，而前症如旧。又用归、芍、知母、麦冬、山楂、黄芩等味，反腹满作呕。予归即进见，诊得左三部浮微而弱，右三部浮大虚数，对曰：此脾胃虚弱，气不能运，故胸膈不舒，非关前日之杨梅为祟也，况素不能服苦寒之剂，岂可再用芩、连之类？经云：但治其虚，安问其余。先用六君子汤加白豆蔻、煨姜、大枣，二剂，前症顿减，乃投补中益气汤，数剂，诸症霍然。

陆祖愚曰：吾湖附郭二县，颇称繁剧，公乃励精图治，政务庞芜，迎刃而解，案无留牍，然而劳烦过矣。况中气向来不足，略兼饮食，乃投消导清凉，胃家之阳气，愈陷而不能升，宜其痞呕之益甚也。用六君及补中益气，中宫得以转输，清阳得升，而浊阴自降，有何痞呕之为患哉？

劳伤吐血三

乌程曾县尊，莅任三载，凡有微恙，无不延予调治，颇称信任。丁巳仲冬，守道莅任，学道按临，又值长至，习仪拜贺，连早出入劳顿，以致感冒，身热、骨痛，而体极倦怠，气难布息。县尊深虑之，延予诊治，其脉左弦右缓，予以疏气养荣汤二剂与之，县尊见用归芍，召余问曰：我症乃伤寒光景，先生何遽用滋补之药？予对曰：此家传治似伤寒之方，毫无差误，不必疑也。服后，其病顿失，明日，相见称谢曰：先生真有秘传，不然，岂能取效之捷？其后，有爱仆俞姓者，颇聪慧，素性急躁善怒，一日忽患吐血，约七八碗，身热气喘，胸腹胀满，终夜不寐，六七日饮食不进，自用滋阴止血之药，而病愈甚，延予诊治。其脉六部俱如弹石，将及七至，右关更劲，腹上一捺，口中即时喷血，予曰：管家之脉，是有余之症，非不足也。乃以小陷胸汤二剂加铁锈水与之，明日进看，症已减半。第大便七八日不行，予思必下之方愈，因禀县尊，延杨澹如同治，澹如进看，见颇相合，遂出同议，以润字丸料加桃仁合丸之，书其药帖曰止血丸，送进服之。是夜，解宿垢瘀血半桶，而吐血顿止，县尊大快，称为"灵心妙手"云。

陆祖愚曰：经曰：怒则气逆，甚则呕血。又曰：火载血上，错经妄行。凉血清火，大概之法，而不知此人兼有内伤，是以腹上一捺，口中喷血，盖手足阳明胃与大肠，俱是多气多血之经，不导其瘀，而徒然止遏，奚益哉？恐其嫌药峻利，诡曰止血丸，乃一时应变之权宜也。

吐血脉涩四

曾县尊之侄，年将四旬，随任教读，患咳嗽有痰，午后身热，鸡鸣才退，饮食日减，自意以为伤风咳嗽，写方调治，愈药而咳愈甚，邀予。诊得两寸沉数，两关尺细涩而数，告曰：病已进矣，六脉如是，安用疏利？必清晨服滋补丸剂，以培下焦元气，食远，服清火、消痰、开郁之剂，以去上焦火邪，庶可挽回。此君不以为然，予辞别而出，至衙厅，回复县尊云：令侄之脉，春初且然，至夏更当何似？离家两载，或思乡切，而脉故如是之细涩耶，不若趁此春和，送回调理，或不致掣肘。县尊甚愕然，乃延别医调治，挨至炎天，蓦然吐血七八碗，顷刻长逝，乃深悔不听予言，而阁署遂以予为神于脉矣。

陆祖愚曰：先正曰：智者千虑，必有一失。今人自恃聪明，检阅方书，投药疗病，轻小症候，偶然获效，以为医药在是矣，倘若重大危险，疑信相参，认似为真，罹其祸害者如麻。窃常思之，操觚染翰，应举成名，取青紫如拾芥，此可以聪明侥幸而得，惟独医药，业擅专门，尚且有误，欲以一时之检阅，逞其聪明，卒以自误也，悲哉！

疟渴呕吐五

朱明宇，万历甲辰年，患伤寒间疟，其病起于盛暑饮水过多，生意忙迫，饮食失节，甚至彻夜不得眠。又于友人处赴酌，露坐感寒，头痛身热，胸膈不快，自用葱姜表汗，转成疟疾，间日一发。乃尊朱敬轩，有同窗业医二位，正在盛名之下，延视，俱云：疟重，兼有内伤。用槟榔、草果、青皮、柴胡、干葛、羌活之类，投之即吐，及疟发，呻吟烦躁，二鼓方解。此时，予尚弱冠，虽承祖父之传，徒然虚度，却与明宇比邻而居，日日迎医，从不相及，迨治疗日久，病势危迫，计出无聊，商之亲友曰：陆祖愚祖父盛名，或有所传，何不接来，与我一看？人皆以为可笑，然不敢拂病者之意，姑来相招，而嘱予曰：我病已重，兄认得真，用药，认不真，不可将我尝试。予唯唯。及诊其脉，气口沉实有力，脐之上下，手不可按，六七日不大便，口干烦渴，极欲西瓜、冷水。予曰：君之病，我力能起之。因思投其所喜，用嫩苏叶、薄荷捣汁，和匀井水中，与饮，不惟不吐，而反有微汗，甚觉爽快，随以润字丸四钱投之，渴则以前水饮之。薄暮，昏沉思睡，至四鼓而醒，腹中声响，微微作痛，举家惊惶，扣门问予，答曰：痛者，气运行也，必将大解矣。言未几，即解燥屎七八块，继而连解三次，稠腻之物甚多。是日，微微发热，身体懈怠，乃用归、芍、茯苓、知母、贝母、前胡、天花粉、人参、甘草等味，调理数日即起矣。前两名家，原与祖父至交，深喜曰：陆养愚有后人矣。予术之行，实起于此。

陆祖愚曰：劳烦过度，内伤外感相兼，便秘不通，邪火冲逆而上，闻药气即呕，不得下膈，虽高医竟难措手。明宇计出无奈，慕予祖父盛名，而欲招予，亲友咸曰：有名老先生尚且如此，何况幼学？问之奚益？明宇曰：试与商之。邀予诊视，谆属云云，斯明宇之慎重，而恐予之不胜其任也。天时酷热，病久烦渴，予思投其所喜，乃以紫苏、薄荷馨香之品，开胃止呕，然后润其大便，食去痰消，病魔退避，向之窃笑者，咸加礼敬云。

斑疑痘症六

朱明宇令子室，年二十岁，未出痘疹，患痰症类伤寒，延杨复元同予诊视。右手气口洪滑而数，左三部沉实，蒸蒸内热，五六日不大便，腹满气喘。议用黄连、枳实、山楂、厚朴、花粉、前胡、桔梗、瓜蒌、生姜，二剂后，通身发斑。有一老妪曰：近来出痘疹者甚多，不可误治。遂延幼科商之。一云疹子，一云石痘，总宜疏发。乃用炒黑麻黄、柴胡、干葛、荆芥、防风、甘草、牛蒡子、蝉蜕、黄芩、薄荷等味，服后，即刻痰声如锯，气不转舒，谵语发狂，不时昏晕。又用姜汁、竹沥、牛黄、通关散探嚏，吐浓痰数口方醒，复灌前药，又复昏晕。如是三日，细斑转而成片，呕血数碗。予悉其病状，往谓复元曰：明是风热痰饮实火所致，何竟以痘疹治之？复元曰：病既任之幼科，我两人置之不问可也。予适他往，两幼科不知复用何药，及余归，闻已死矣，虽未入殡，而凶器悉具。予因邻谊，乃往唁之。身虽冷而脉未绝，取牛黄丸以竹沥灌下，少顷，手足微动，又灌一丸，有呻吟声，四肢微温，两颧红色，脉大起，反觉洪数而滑。予想此时，不宜纯攻纯补，用人参、瓜蒌、枳实、黄连、黄芩、大黄、元明粉，徐徐温服，用炒麸皮熨腹上。约两时，腹痛异常，即解燥屎十余块，继而白痰稠积齐出，遂用独参汤灌下，以防其脱。六脉弱甚，四肢厥冷，胸中虽舒畅，而口未能言，精神恍惚。用参、附、归、芍、苓、术之类，元气转，饮食进，调理月余，依然如旧，邻人甚奇之。五年后，予至闽中，此病复发，呕血数番，莫能委曲调摄，以致不救。

陆祖愚曰：颗粒分明，先稀后稠，乃是痘也。一齐涌出，粒粒可数，乃是疹也。成片现形，或稀或密，或痒或不痒，以手抚摩，平坦而无头粒，乃是斑也。斯医家识病要诀，却乃昧此，而抱薪救火，几殒其生，缘予初出行道，病家不之信从，驯至属纩，而任予所为，死而复生。予每思之，业此术，而司人之命，生死虽有大数，误药实担罪孽。

脾虚宜补七

潘古臣令堂夫人，万历庚申三月，得患脾泻，自夏徂秋，而炎天多啖水果，其泻更甚。一医以血虚脾弱治之，自来经行腹痛，服攻瘀去血之剂，间几日，忽有鲜血一阵。至九月尽，肌肉枯槁，不能转侧，日夜泻二十余次，身体发热，不思饮食，气短口渴，夜卧不安。前医用养血健脾，内有麦冬、生地、枣仁等物，而泻不止，渴益甚。予诊得两寸关虚数，两尺隐隐若无，明是下元不足，中气虚寒，虚火上炎之症，岂可投清凉滋润？况经云：甘温除大热。乃用人参、白术、炮姜、陈皮、山楂、木香、苡仁、木通、山药、甘草、白豆蔻，服之，颇觉相宜。又用肉果、人参、白术、炮姜、枣肉为丸，日服两次。人皆以补气为非，予用人参至三四钱一剂，服之益善。守此煎丸，一月后，泻止，两月后，肌肉渐长，精神渐足，月事调和，迄今康健。

陆祖愚曰：心主血，肝藏血，脾统血。平常月候不调，行时作痛，乃脾虚而气滞也。久泻之后，乃是元气下陷，而不能升举。李东垣先生所立补中益气汤，论甘温除大热，夫人之恙，正合斯言。医惟见病治病，而不讨究先贤方论，予用之有效，古人诚妙矣哉。

内伤吐蛔八

潘衷弦尊堂夫人，年六十余，禀赋素薄弱，平时多郁多火。世胄之后，家事繁冗，而夫人以身任之，惟知课子作家为念，不惜精力，每日至晚，碌碌不已，虽至黄昏，亦必稽察女红，三鼓方罢，素所劳顿，概可知也。忽一日劳倦感冒，次早仍然饮食，晡时遂发寒热，头痛骨疼，呕吐酸水，冷汗心疼。一医知其平日多郁多火，乃引经云"诸呕吐酸，皆属于热"，投之清凉，其痰愈甚，吐出蛔虫数条。延予，诊得两关紧盛，两尺空虚，分明风寒饮食之故，遂用陈皮、半夏、桂枝、枳壳、山楂、桔梗、厚朴、白芷、藿香、姜、砂，服后，诸症少减。次日清晨，吃腐浆一碗，菱头粥汤，而尤有讳言之物，食后诸症仍剧，夜不得卧。先用乌梅丸三钱，以安其蛔，随用槟榔、青皮、枳实、山楂、厚朴、陈皮、半夏、炮姜、藿香、黄连、姜、砂之类宽其中，又用麸皮炒，熨中脘。旬日后，用小承气加元明粉，去燥粪二次，调理半月而愈。

陆祖愚曰：蛔虫人人皆有，平常无病，虫安其位而不见扰动，惟伤寒之传变，杂病之壅遏，虫不得安而腾涌于上，病名蛔厥。其症险恶，服药稍减，继伤饮食，宜其病之益剧也。先安蛔，而后消导，亦是寻常方法。

内伤黄疸九

潘巨源，食量颇高，恣肆大嚼，经纪营运，失饥伤饱，露宿风餐，每患脾胃之症，或呕或泻，恬不介意，后成黄疸。予为之用茵陈五苓散调治而痊，仍旧饮食不节，疸症复发，人传一方，以药葫芦酒煮服之即效，试之果然。犹且力疾生理，试之至再至三，周身熏黄，肚腹如鼓而卒。

陆祖愚曰：百凡之病，调理一愈，未必再发，惟独脾胃之病，大都由于饮食。人一日不再食即饥，七日绝水谷则死，饮食日日必啖，倘有停滞，服药已愈。旧谷才消，新谷继入，是以脾病易感而难痊，况湿与热蒸郁而为疸？脾家真脏色现，尚不守禁忌，其死也宜哉。

郁痰郁火十

沈振宇如夫人，患郁痰郁火症，医家以为不起，丁巳年正月初五日二更后，延予诊视。形容枯槁，口中不住咯涎沫，六脉沉滞，隐隐似有似无，重按至骨，或有力或无根、或迟或数。病久肌削，饮食毫不进，似胃气将绝者，但自能起坐，声音响亮，知其非不足之症，而脉之不调，乃痰涎壅隔，气血不流通，故脉亦不流利耳。立方用二陈加白豆蔻、苏子、黄连、白芥子、贝母、石菖蒲等味。振宇曰：别医皆曰此病必不出三日矣，药未敢即服，适已着人迎杨澹如，俟彼至同议。少顷，澹如兄至，脉诊毕，亦云痰症，定方相同，服一帖未效。次早又延看，只见床前放爆竹，予曰：病者在，恐不宜。振宇云：病者闻爆竹之声反快，是以频放，但口中不住咯出浮沫，其痰伏于胸中，不得咯出。前方加姜汁、竹沥，每剂用牛黄半分调服，唾沫渐减，脉渐起。前方少加减，服五六日后，进苏合丸一圆，便胸膈宽舒，能进糊饮，觉体甚倦，用六君子汤加减，调理月余而愈。

陆祖愚曰：大凡病人恶扰嚷而好安静，未尝见反喜爆竹振响者，良由郁结之久，胸膈不畅，得硝黄之气而开爽，是以乐闻而不厌。奈何见其久不下食，便以为绝谷则亡，其脉三五不调，便断以为歇至怪异，望闻问切，四者未精，乌可勉强以试人之命？

行中兼补十一

汪敬泉大令郎，于万历丁巳五月患病，他医调治，不瘥而逝。戊午五月，二令郎病状相同，时年十六岁，禀赋薄弱，染病十余日，他医用药无效，敬泉极其彷徨，延予诊视。外症身热如炙，昏倦，舌上黄黑胎，尚有津液，胸前不可按，大便泻黑水，日去十余次。六脉皆细数，重按尚有神，气口独有力。予曰：此虽起于不足，而内伤甚重，脉尚有神，未至于脱，宜先消而后补。立方用小陷胸汤加减，未来取药，又邀杨澹如兄，亦云此泻是旁流，立方与予暗合，敬①泉始相信，方取药，服一剂，症毫不减，夜间躁烦。次早与澹如兄同看，商议昨日药力未到，照原方日服两剂，连进四帖，胸膈略舒，而虚怯烦渴之症见，暂投麦冬、枣仁、山栀、豆蔻之类稍安，而热与痛不减。然大便泻已止，遂用润字丸一钱，少顷，又催一钱，去燥粪三四枚，而其虚烦之症又见，仍用安神滋补之药，精神略定。舌苔未化，明知宿垢未清，元气弱甚，不敢急攻，但虚烦时用滋补，精神略爽用消导，隔五六日，用润字丸一服，一补一消，调理两月，胸腹始畅，脉静身凉，又调理月余而瘥。

陆祖愚曰：停食宜消，是其常也，弱体不宜峻攻，是其变也。先正曰：人之老少虚实不同，病之传变各异，岂可一概妄行施治？此症缓款调治，获收全功，倘若粗

---

① 敬：原作"散"，据前文改。

率孟浪，即蹈大令郎之覆辙矣。

产后虚火十二

聂巡司令子室，产后百日余，大肠燥结，虚火上冲，便血肠鸣，腹满短气，内外皆热，半月不能进饮食，医家皆以养血清火，愈药愈重。余诊得两手浮洪而数，按之无神，脾肾两脉更觉空虚，乃产后元气耗散，真阴不足，而非实热也。用八味丸，清晨淡盐汤服三钱，用人参、白术、茯苓、甘草、归、芍、麦冬、知母、莲肉等作煎剂。立方已毕，有议之曰：六脉浮洪，明是火症，若用八味丸，如以火济火也，断不可服。聂公曰：素仰此兄高明，姑试服之。投药便觉相宜，数帖诸症少缓，后以补中益气汤加白芍、麦冬，渐服渐减，一月而瘳。

陆祖愚曰：按丹溪先生曰：产后当以大补气血为主，虽有杂症，以末治之。此先贤之明验，为后学之矜式。兹者现症，显是火热，投寒凉而益剧，则症非有余之火也。两手洪数而空，则脉非有余之火也。龙雷之火不可以水湿折之，投之以温补而火自退。《内经》所谓"微者逆之，甚者从之"之意也。

进气回生十三

高济亭尊正，癸丑年，胎前恶阻，水谷不进，医家俱以清凉之药调治，继而内伤饮食，消导太过，元气甚弱，胎动欲产，临盆三日夜，方得分娩，因此精神疲惫之极，昏冒不知人事，命在顷刻，举家大怃，延予诊视。遍身冷汗，口鼻之气，有出无入，寸关无脉，两尺如丝。不及服药，先令壮盛妇女紧对其口，俟其气之入而呵之，呵者力倦，换人以接续之。次用人参、归身、熟地各一两，熟附四钱，煎就，加童便一酒杯，徐徐灌下，四肢温和，人事清爽，连服三剂，便能饮食。此时若不先用接气之法，必俟药熟，不几气绝耶？

陆祖愚曰：按修真子曰：长生之道，在炼其气，气盛则能生精，精能生神，是知神赖乎精，精赖乎气，故神之与精，非气不能生也，形之与神，非气不能留也，欲留其形，先益其气。接气之法，传之方士，聆之稔矣，兹者症势急迫，殆将属纩，汤药不及，姑且试之，捷于影响。

补虚火熄十四

徽州金伯远尊正，年未四旬，生育已多，且小产数番，以致怯弱。其病不时眩晕恶心，胸膈痞满，饮食不进，头面四肢浮肿，晡时潮热，大便时泻时燥，夜间恍惚不眠，医家调理，非一人一日矣。予诊得左寸浮涩，右寸浮滑，两关俱弦细，两尺初起觉洪大，重按则少神，知其心、脾、肾三经受病而诸友纯以清凉药治之非也。遂将陈皮、贝母、前胡、苏子、木通、苡仁、归身、白芍药、天麻为煎剂，在巳、午、未三时服；黎明，用熟地、人参、熟附子、杜仲、麦冬、山药、知母、白术、五味为丸，淡盐汤送下；黄昏，服安神丸。如此分为三治，初服便觉有头绪，调理两月，诸症脱去。

陆祖愚曰：生育过多，精血自然不足，兼之小产，益征元气之虚。现症水衰火盛，他医昧却虚火宜补之说，概用寒凉，病难去体。予以健脾、滋肾、清心，三项分治，补药一进，虚回而火自熄。

酒多痰嗽十五

七表兄费元开令堂，生平嗜酒，谷食绝少，酿成痰火，每至五更则疾作，喘嗽频并，气逆息粗，不能伏枕，虽冬月亦必披衣兀坐，寅卯时，早膳后，其势稍衰，日以为常，自壮至老，盖有年矣。万历戊午，其疾大发，剧则昏晕，昼夜三五次，四肢厥冷，自汗如洗，时年六十七岁也。（龙）视其形容瘦削，六脉如丝，势甚危急，他医惟用清火清痰，毫无所应。（龙）与六表兄费元祖商议，乃用附子理中料，蜜丸杵千余下，丸成焙干，淡盐汤送，以扶其下元；另以知母、贝母、桑皮辈煎汤，徐徐含咽，清其上膈。数剂之后，嗽稀喘止，肢温汗无。再用十全大补汤料丸，服数十年，痼疾由此而瘳。

陆祖愚曰：养生之品，粥饭为主，若以麴蘖充肠，俗人谓之软饱，以其虚浮而无实益。大寒凝海，惟酒不冰，助火生痰，势所必至，况子时以后，胃家空虚，火空则发，炎炎而上，早膳略沾谷气，中空有以填之，火邪熄矣。肺主气，肾藏气，年高病久，肾家不能纳气归元，一腔浑是火，今用参、附、知、地、十全等药培植肾元，壮水之主以制阳光，病魔退避，昔贤所云"虚火宜补"，此之谓也。

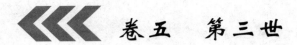

卷五　第三世

三世医验卷之五　习医铃法

前明吴兴陆士龙祖愚著

国朝同郡后学李沐素轩重订

石门后学马珮态敏夫校刊

误吞疟丹十六

朱襟湖老先生，六旬之外，肩上忽生疖毒，社友唐思山调治，解表敷药，以致感冒，变为疟疾。其脉浮虚，予与唐君商议补气血药中加疏表之味，数剂后，毒正溃浓，精神愈惫，遂加参芪两许，六七日后，疟虽轻而未止。有一人云：斩鬼丹之妙，不可胜言。次早，水吞一服，少顷，寒热愈炽，呕吐不止，昏晕异常，喘气不定，举家惊惶。予用甘草为君，黄连为臣，佐之以金银花、藿香等药开胃解毒，不晕不吐；乃用大剂人参、何首乌数服，疟止；继用养血补托、收敛生肌，肿毒平而精神复矣。

陆祖愚曰：富贵之体柔脆，况溃脓之余，气血更加衰弱，岂堪此猛悍酷烈之药乎？后之患疟者，慎毋轻试。

结胸坏症十七

吴淑止之族第季鸿，青衿而家事萧条，情怀抑郁，禀赋薄弱，偶患内伤外感，他医先则过汗，后则下早，竟成结胸。淑止与季鸿交好，亲若同胞，怜其病迫，致书邀予入山。其症，胸前手不可近，身热如火，四肢冰冷，连宵不寐，谵妄恍惚，如见鬼状，危困二十多日矣，人皆以为必死。予诊其脉，寸关空虚，而两尺尚有根蒂，乃以培植元气中稍加消导之品疗之。十日后，胸膈已柔软，其热尽移下焦，绕脐硬痛而转矢气，舌胎有刺，尺脉渐觉有力，乃用润字丸三钱，以归尾、枳实、黄连、山楂、玄明粉为煎药送之，去燥粪甚多。病退身和，乃用四君、四物兼安神之剂，调理而瘳。

陆祖愚曰：汗吐下，医家治病之大关键，用得其法，反危为安，用失其当，轻者危，而重者死。今季鸿误汗误下，转成结胸，脉虚肢冷，仅存一息，先培元气，稍佐消导，俟下部坚实，一通即愈矣。

有表误下十八

表兄费组修，万历己未初夏，劳倦怒气，复兼风寒饮食，病染在躬，犹能任衣冠，若无病者，来家诊视，欲试予之脉理也。诊得左手浮弦，气口紧盛，予曰：两手俱有邪，病正进矣，切宜谨慎。表兄不以为然，次日，渐渐头痛体热，胸膈饱闷，项强骨痛，恶寒（玩后误下云云，此处必有缺误）①愈甚。乃郎灼龟问大命不利，卜杨、卢、徐、叶四医者，又曰未善。表兄费元祉曰：卜四医而不及祖愚表弟，便失算矣。组修曰：祖愚与前医不相合，用药自然不同，恐因意气偾事，所以不敢卜耳。元祉曰：至亲无如中表，焉有以性命尝试者乎？万无此理。方邀予看，予知其表症悉具，而遽下之竟成结胸矣。遂以五积散二剂，表症已除，减去芎、芷、麻、桂等件，又二剂，胸宽泻止，改用归芍六君子汤十余剂，

---

① 玩后误下云云，此处必有缺误：底本、会文本原文皆如此。

方用润字丸一钱，姜汤送下，连进三服，所去甚多，垢污中韭菜尚青，胃气方转，饮食得进，耽搁四十多日而愈。

陆祖愚曰：外感内伤相兼，则是有表复有里，应该先治其外而后治其内。此友想不甚经验，所以误下，正仲景所谓不当下而妄下之，变成结胸。若非急以五积散，双解表里之邪，此病殆不可知矣。

食复误补十九

表兄费台简，为闽中参宪时，乃万历丁巳春也，三令郎年及垂髫，患疟后痢，昼夜百余度，彼处医家调治二月才愈，继而复伤饮食，蒸蒸内热，大便欲解而不解，虽数至圊而实未尝便。医家诊视，复问便之次数，病家对以至圊几次，而不提便之有无，医家以久病初愈，复一日数行，其为脾虚滑脱无疑，遂以参术补剂投之。伤食而投补，正《内经》所谓"益其胜而赞其复"，病能不剧乎？服后，身热益甚，烦躁咽干。医家进视，以六脉浮洪，相顾骇愕，谓：久痢身热脉大，决非吉候，急宜禀明。表兄聆二医之言，与夫人说之，相对泣下。适予友人远宦入闽，长途恐有风霜水土之患，拉予陪往，乘便进谒，正在惶急间，闻报予至，表兄喜曰：此来若有神使，儿其有复生之机耶。亟出见，叙问后，备述其故，予即诊视之。六脉洪盛有力，胸腹手不可按，绝无虚脱景状，予对表兄曰：脉症俱实，且又相应，何必如此惊慌？但久痢之后，津液枯竭。因处一方，用当归、

生地、白芍、黄连，倍枳实、山楂，从傍有议者曰：久
痢之后，脾气大弱，不可用芩、连、枳实；脾气未清，
不可用当归、芍药。表兄犹豫未决。又间一日，病势更
迫，才用予方。进药一剂，少顷，便觉腹中运动，服第
二剂，即转矢气，未几，去燥屎十余块。一日之中，连
解三四次，共去垢污若干，脉静身凉，神清气爽。复用
生津补脾之药，调理半月而获愈。

陆祖愚曰：医家临病，望闻问切，四者兼施，而问
之一字，最为吃紧，其饮食便溺，尤为问之吃紧。表兄
虽极谦厚，而医家压于宪台之尊，不便细问，况重于家
人之误对？宜其以实为虚，而轻反增剧也。予忝至亲，
得其详细，对病发药，易如反掌，未可竟责前医之误也。

郁火痰喘二十

唐鸣和，平时有火症，万历壬子年，为考事焦心，
因成痰火咳嗽，日夜吐黄痰、绿痰二三碗，气逆喘急，
饮食不进。医投枳、桔、二陈之类，其病愈炽。更医，
以虚痰虚火治，投参、术，服之几危。予诊得两手脉俱
洪滑而数，乃用白茯苓、桑皮、贝母、芩、连、天花粉、
玄参、枳壳，加牛黄、竹沥。服二三剂，胸宽气缓，七
八剂，吐痰白色而非黄绿，乃不用牛黄，三十余剂而安。

陆祖愚曰：语曰：痰之标在于肺，痰之本在于脾。
痰是津液所酿，脾虚不运，湿盛成痰。唐君考事不得遂
意，思则伤脾，忿则气逆，火热熏蒸，而上溢于肺，宜
其痰喘咳嗽。他医用二陈，则失之燥，用参术，则失之

滞。予今利湿润燥、降火清痰，药进病退，果然应手。

郁痰误补二一

广德州少司空景渠李公贤嗣李江州，乙卯年下第而回，情怀悒怏，饮食不思，精神困倦。一医以为久旷远归，投以补剂，胸膈痞塞，大便艰难，宵来不寐。一医投以养血安神，烦躁靡安，小腹胀满。向因孝丰吴抚台济寰公与先大父有交，而吴李世姻，乃遣人邀予诊之。觇其面容昏滞，六脉沉滑，乃以枳实、黄连、瓜蒌、陈皮、贝母、槟榔、元明粉，兼服润字丸三钱，半日未应。又以前丸二钱催之，良久，腹中鸣响，转矢气，大便去稠粘垢秽，五色错杂，约有半净桶，顿觉爽快，恨相见之晚。继以前之汤丸少少与之，两三日间，共去垢污若干，粪色微黄，沉疴脱体，改用参、术、归、芍，健脾养血，数十剂而安。

陆祖愚曰：文战不利，忧郁忿怒，损伤心脾，以致食减痰聚。病在上部，非关于肾，误投补剂，增痰势之猖獗，为日既久，大肠干燥，火性炎上，宜其有烦躁诸症。予因润其大便，釜底抽薪，痰消火降，病魔退舍矣。自此忝为相知，以续祖父相交一脉。

久病缓治二二

姚可仪令祖母，即仲开郁老先生之令岳母也，年七十而精力过人，勤劳不倦。忽于夏月怒气之后，感冒风凉，兼伤饮食，头疼骨痛，寒热似疟。寒发，覆盖棉被三四条，热发，即掀揭，渴饮冷水，热至次日晡时又寒战。一医以其年高病重，乃用攻补兼施之药，服之，腹痛、谵语、烦躁。延予诊之，两手脉洪弦而紧。予曰：高年不宜如是之脉，病正进矣，须当双解表里之邪。前医曰：年高人须带些补，不可纯是削伐。予曰：有病则病受之，虽高年何害？遂用柴、葛、紫苏、陈皮、半夏、枳、桔、黄芩、山楂、厚朴加生姜，二剂，表症稍减，腹痛如故。忽欲大便，解出红白之积，次日，里急后重，一日夜去积三十余次，六脉未减。此时可仪尚幼，予告仲开曰：令岳母疟后转痢，脉症俱可畏，非第一人所能任也。仲开曰：已知之，速备后事矣，但可含药而死，不忍坐视其毙，老兄可为我放心调理，断不求别朋友。予辱重托，乃用润字丸一钱，香连丸一钱，和服，日夜进三服。六服之后，心口爽快，移于脐之上下痞满，其痢日夜尚有十五六次，又用槟榔、青皮、泽泻、木通、黄芩、黄连、木香、滑石之类，投五六剂，方得燥屎与积同出。病减十之六七，然胃弱，怕服煎药，仍用香连丸，日进二服，约有四钱。数日后，积除痢止，然后敢投大补气血之药，调理月余而愈。今已八旬余矣，迄因令媳延予诊视，出谢曰：老身前者死里逃生，今日幸得目击孙游黉序，婿捷南宫，皆先生之力也。

陆祖愚曰：疟后成痢，中气已亏，年高病重，难施峻剂，香连、润字二丸相间而服，正昔贤所谓"新病猛除，久病宽治"之例也。

虚脱峻补二三

张靖山令郎，年十五岁，禀赋薄弱，戊午年间，患内伤外感，先有他医用药，半月之外，延予。视其面赤、唇焦，舌胎白色而燥，身热欲得近衣，将被盖覆周匝，手臂不敢袒露于外，反引予手探入被内，诊之六脉鼓击而大，乃用人参、麦冬、知母、五味、当归、芍药，一服而稳睡半晌。适伊内亲另邀专门伤寒者至，视为阳明经病，改用柴、葛等解肌之药，伊亲以彼为是，而訾予为非，予别而归。次晚二鼓，病者之外祖曹虹滨扣门相迓，予时年少，语不能平，曹君含笑承受，温语求恳，予拒之，曹君更恳甚哀，于是偕彼宵征。至则面如土色，身冷自汗，四肢厥逆，六脉虾游，似将属纩之际，举家哀恸，急以人参一两、附子三钱，水煎灌咽，随服随醒。次早大解一次，仍前虚脱，又以人参一两二钱，附子三钱，黄芪、白术各二钱，搀入童便服之，得以挽回。

陆祖愚曰：阴阳二症，疑似难明，攻补两途，死生立判。医者，人之司命，理明然后术精，遇病则目识心通，才有卓见。倘若徒读父书，胶柱刻舟，玩弄人之性命，冤哉！张子大限未终，乃得曹君之恳切，予若迟缓数刻，决登鬼录无疑。

内伤蓄血二四

　　董尉如三令侄，饱餐面食，树下纳凉，困倦瞌睡，因而熟寝，以致头痛身热，骨节烦疼，胸腹痞满。村医以丸药下之，表症未除，胸满兼痛。一医又行表汗，头痛虽和，胸痛更甚。似此或消导，或推逐，其痛渐下，而未得舒畅。病过五十日，予诊得六脉涩数，面容黄白，舌胎灰黑而润，按其胸腹柔软，脐下坚硬，晡时微热，夜半才退，小水自利，大便不通，此蓄血症也，乃用桃仁承气汤。下咽之后，满腹扰刺，躁烦靡安，病者求死不得，父母恸其决死，哭泣骂詈，深咎药之过也，予心知其无妨，再四解说，奈何村氓不可以理喻者。尉如踧踖不安，温存款慰，时届黄昏，势难入城，只得隐忍，榻于小楼。夜已将半，楼梯有步履之声，张目视之，火光明亮，主人携灯至于榻前，笑容可掬，告云：小儿适才大便，所去黑粪衃血约有若干，肚腹宽舒，神识清爽，诚再生之恩也。次早，改用调理之剂，半月以来，渐就坦途。其父谬听人言，以为红枣、芡实补脾之品，恣其多啖，又成食复，三五日来，频用润字丸，缓缓消之而愈。

　　陆祖愚曰：蓄血之症，最难辨识，下多亡阴，血蓄于中，予为审脉验症，对病发药，然不瞑眩则不瘳，父母泣涕张惶，虽是迫切至情，何轻衊若此？迨至病除，感愧称谢，难免前倨后恭之诮矣。

虚火宜补二五

吴以实令郎，年一十六岁，患吐血，面色萎黄，形容憔悴，脾虚泄泻，四肢浮肿，平日原有梦遗，迩来更甚，六脉虚数。他医投以清凉之剂，吐血略减，反增发热、作呕，内泻外肿，更甚于前，势状危迫，皆以为不治之症，诚所谓以寒凉为治，百无一生之光景也。予投以开胃温中、健脾养血之药，月余而大便实，浮肿消，身热退，饮食进。后用六味丸，加知母、黄柏、杜仲、枸杞、牡蛎、麦冬，五更吞服，食远用煎药，养血健脾为主，五十余剂，诸症脱然。迨至毕姻，精神充裕，五六年来，竟不复发。祖孙父子兄弟，礼贶频加。

陆祖愚曰：诸逆上冲，皆属于火，但实火可泻，虚火宜补。年方垂髫，向患梦遗，其虚可知。虽云是火，忌用寒凉，正所谓从气血逆顺调之，百无一失，只以寒凉为治，百无一生。红虽止而泻、肿益甚，此脾虚不运明验，况心主血，肝藏血，脾统血，脾胃好温恶寒，寒凉太过，其症益剧。先之以温中健脾，继之以滋阴补肾，培其根本，虚火自熄。

峻补回生二六

埭溪当铺潘洪宇，交易忙冗，饮食失节，以致脾胃有伤，饮食减少，食后难消，脾虚而肺脏亦亏，咳嗽痰喘，微寒微热，犹然力疾支持，迨病剧，才杜门静养，年将四旬左右矣。卧床日久，医药虽然不缺，毫无寸效，最后一医治法甚巧，每日煎药二剂，一清凉一滋补，丸药四服，早晨补肾，日中健脾，晡时消导，临卧安神，服之月余，饮食顿减，精神哀惫，奄奄一息，后事具备。伊兄潘洪源邀予往视，遍身疮癣，六脉如丝，呼之勉强答应，声音轻微，甚属危险，大便向来艰涩，临厕殊觉苦楚，夜不成眠。予用人参、贝母、白术、枣仁、麦冬、生地为煎剂，另以人参、麦冬、五味为丸，五更吞下，每日服参约有四五钱。三日之后，精神爽快，语声响亮，外以归、芍、生地、连翘、地榆煎汤，揉洗肚腹，大便通润，顿有起色。调理百余日，病退身安。

陆祖愚曰：弱症非一朝一夕之故，因循岁月，迨至伏枕而后杜门，此人之常情也。至于延医疗病，不论其学术深浅，惟稽之于卜，此湖城陋态也，病久医多，十无一效，竟濒于死。且时届仲夏，阴虚之症，阳火亢极，阴气愈消，死里求生，大剂滋补，斯时参价四换，家若贫乏，乌能得此？药病相投，沉疴立起，予之小幸，洪宇之大幸也。

峻下病去二七

陈敬桥令堂，年四旬外，身躯肥胖，暑月探亲，多啖生冷，夜半腹痛，上不得吐，下不得泻。一医投藿香正气散，入口即吐，不得下咽，延予诊视。左三部沉紧而细，右寸关沉实有力，面色紫胀，四肢厥冷，昏愦不知人事，牙关紧闭。此寒气太重，中焦气滞，饮食不得克化。先用乌梅擦牙，俟开，即投抱一丸三厘，腹中鸣响，懒于言语，所去垢秽若干，四肢温暖，面色如常，然尚昏昏似醉。予恐元气太削，遂用归、芍、茯苓、川芎、豆蔻、木香、陈皮、木通等药，前医以为霍乱而妄用归、芍，服必胀死，深为可笑而去，殊不知丸药峻利，使中气一运，宿垢下行，胸腹便快，奚必再投正气散也？毕竟，服四剂全愈。

陆祖愚曰：语曰：肥不如瘦，白不如黑。肥胖之人，丰于外而歉于内，最惮暑热。夏月作客，多啖生冷，饮食为寒凉所遏，阻塞不通，是以上不得吐，下不得泻，汤药不得下咽，似此大病，非大药焉能挽回？抱一丸巴豆为君，通关利窍，祛邪而后养正，大病以大药治之，其斯之谓欤？

类中风症二八

赵一阳，年过五旬，中风卒倒，牙关紧闭，戴眼上窜，手握而四肢振掉。一医以稀涎散吹入鼻中，吐出稠痰数碗，继投小续命汤二剂，反觉口开手撒，眼合遗尿，四肢厥逆，人事昏沉，身体发热，痰声如锯。延予诊视，六脉洪滑而歇至，予以为症候危险，不肯治，其子再三哀恳，予曰：死里求生，或可冀其万一。乃以陈皮、茯苓、星、半、枳实，以导其痰；当归、川芎、芍药、生地，姜汁炒，以养其血；佐之以牙皂、竹沥、姜汁。二剂而痰喘轻，六剂而人事爽，改用参、术、归、芍、大补气血而安。

陆祖愚曰：先正曰：邪之所凑，其气必虚。又曰：凡人年逾四旬，气衰之际，乃有此症。又曰：中风大率主血虚有痰，治痰为先，次养血行血。此症乃虚而有痰，类乎中风，而非真中风也。稀涎散提其痰之上升，续命汤又复重虚其表，是以现此危险之候。口开心绝，手撒脾绝，眼合肝绝，遗尿肾绝，此药之过误而然，非初起真脏之病，犹有一线生机，急用养血行痰，培其元气，得以挽回。原夫中风有轻重、缓急，真中、类中之不同，如此大病讵可朦胧轻试？

便秘当下二九

长兴顾玉岩，年六十岁，患伤寒，延医数人，头疼骨痛已除，身热烦躁，兼发赤斑，服药未效，又增发狂，邀予诊之。六脉沉数有力，目瞪直视，噤不出声，舌黑芒刺，四肢冰冷，举家哀恸，询其大便二十日不行。予思年虽高而脉有神，力任无事，投以大承气汤。目闭昏沉，病家以为决死无疑，过一二时辰，腹中鸣响，去燥屎若干，诸症脱然，仅存一息，改用人参、麦冬、当归、芍药、白术、黄芪，调理而安。

陆祖愚曰：此症不难于下，而难于下后决其必生，以脉有神故也。

凭脉议下三十

王敬溪，年五十六岁，先富后贫，心事多郁，七月间，恣食羊肉酒面，当风睡卧，内伤外感相兼。一医与之发表，头不疼，身微热，惟胸腹不快。一医与之疏利，便通溲利，而痞满如故。一医投以温胃，一医投以消导。一月之外，其症依然。延予诊之，左脉浮弦而弱，右脉浮滑有力，诸医皆曰：头痛体热既蠲，可以议下矣。予曰：此症内伤虽重于外感，然有痞满而无实坚，且舌无胎，口不渴，脉有力而浮，尚带表症，焉可下也？惟用小柴胡汤和之，俟实坚、脉沉而下之，方为万全。自此半月，症犹未减，又俱谓此病必为陆祖愚所误，予日日过看，力任无事。又半月，脉沉便结，乃以润字丸五钱，三次吞服，解出垢秽若干，内有羊肉数块，才知饥饿。改用健脾调理之药，又三十多日而痊。

陆祖愚曰：六畜皆有脂膏，若经水火烹炼，至暑月必津津溶润，惟羊脂则否，由其性粘腻坚凝，较之他肉难化，况中年之后，素多忧郁，而兼外感者哉？第此症嫌于疏利之早，以致中气受伤，不能运化，故月余而犹有鲜肉。若非病家信任之专，安能久而取效？一求速效，大事去矣。

弃症从脉三一

　　孙景阳尊正，年近五旬，向患痰火，发则头空眩晕，饮食减少，旋发旋愈，盖有年矣。迩来更甚于前，医药祈祷，靡所不至，将及月余，延予诊视。六脉洪滑而数，按之有力，其外症，肢冷面赤，肌肉黄瘦，水谷不进，不时眩晕，甚则昏不知人，昼夜数发。观其现症，似不可攻，幸其脉来有神，须当弃症凭脉，乃用枳实、瓜蒌、胆星、贝母、芩、连、橘红、牙皂，搀入姜汁、竹沥，满饮巨瓯，吐痰数碗，四肢渐温；继用牛黄五分，配以蜡丸，顿服三丸，徐徐频饮，竹沥催之，腹中鸣响；后服润字丸三钱，大便去污垢若干，病势顿减。以后清火消痰、健脾养血，调理而安。

　　陆祖愚曰：昏晕，乃是痰涎壅塞所致，故症似虚脱，而脉洪滑有力，原是有余。盖胃与二肠上下相通，胃之上口曰贲门，胃之下口曰幽门，大小肠分别处曰阑门，下极曰魄门。痰之为物，随气升降，无处不到。兹病之发，是痰为碍，肠胃充满，门路壅塞，三焦之气不得流行，以致症候若此。乃用汤液，宣涌其上焦之污浊；蜡丸牛黄汤，荡逐其中焦之凝滞；润字丸，疏利其下焦之燥结。三焦顺畅，门路开通，中宫运转，邪无容地矣。

弃脉从症三二

吴淑止尊正，躯体壮盛，自来有痰，初出口时，稀白澄清，吐出在地，良久反稠腻之极，但过劳繁，即眩晕昏冒。迩年频而且重，两三日一发，始则号叫异常，继而不知人事，角弓反张，食顷乃苏，四肢厥冷，胸腹满硬，六脉如丝，细而且涩。予以为寒痰凝滞中焦，用二陈导痰汤，半夏有四五钱。服后，一夜不安，痰壅愈甚，口舌燥渴，因想脉症不同，兹当弃脉从症，改用贝母、芩、连、枳、桔、花粉、前胡、胆星、瓜蒌、竹沥、姜汁煎汤，吞送润字丸五六分。数服之后，胸膈柔软，昏晕已除，大便数日不行，乃用滚痰丸三钱，不应，又以润字丸三四钱催之，始得更衣，大势减半，如是二十余日。痰症解后，竟似弱症一般，晡时发热，唇红面赤，干咳无痰，胸膈不畅。清晨服丸药，生地、麦冬、银柴胡、胡黄连、知母、黄柏、鳖甲、秋石、归、芍、杜仲；食后服煎药，贝母、黄连、山楂、桔红、白术、枳实、前胡、天花粉、白豆蔻，每日丸药一次，煎药二次，似此出入增损，养血顺气、清火消痰，两月后全愈。

陆祖愚曰：肥人多湿多痰，病有余而脉不足，幸其年壮，乃敢弃脉从症。初用导痰汤，病重药轻，只撩动其猖獗之势；继用胆星、竹沥、姜汁，其势稍衰；后用滚痰、润字二丸，通幽润燥，前症顿除。但为日既久，消痰之药，服之已多，元气虚微，煎丸并用，补药功到，病退身安矣。

衰年虚脱三三

　　孝丰吴翱元，林下安适，年近七旬，秋初患痢，起于醉饱房劳，自料虚弱，不吝所费，能愈者酬谢百金，嘉兴一医独力担当，吴之亲翁李江州邀予至彼。视其容颜黯滞，六脉弦紧，余云：形症不足，脉候有余，明是阳亢阴微，须用参附挽回，否则不出三日。满座哄然，嘉医从而和之，又增嘉医折席三十金，投以顶^①串之药，烧爇草头，令病者闻吸，以开胃气。次早，痢果减十之六七，渐进薄粥，谈笑做诗，大有起色，举家钦仰嘉医是仙人，而指斥余为庸医。时余即欲辞归，奈伊族侄吴淑止邀视尊阃之病，再四款留，明言有屈三日，以视二君等差。两日间，族众咸对淑止云：似此庸医，留之何用？淑止乃携榼拉余暨幼科王景仰，往玉华山一览，淑止谓余曰：寒族山野，卤莽冲撞，心实不安，明早五鼓相送登程。坐席未暖，报讣者至矣。仙人之称，其阖族即移之于余云。

　　陆祖愚曰：予初对病诊视，自谓审察不谬，心地清凉，苦被淑止羁留，至聆众喙喧嚣，颜怩怩而心躁热。淑止携榼登山，温言宽慰，余亦幸鸡鸣潜度，讵意席未终，而讣遽闻。欲遁者未遁，仙人反先遁矣。非敢自夸，聊佐谈林一噱。

————————————

① 顶：底本原作"鼎"，通"顶"。

白浊误补三四

　　韩舜臣，年近三旬，夏月远归，连宵多事，复卧风凉，致成疟疾，间日一发。自以为虚，而投参附，每加人参二钱、三钱、五钱者，数十剂。一医用参一两，附三钱，又八剂。服过人参约及二斤，其病寒轻而热在，偶然不发之日，晡时静坐，觉阳物微湿，以纸拭视，似浆糊一点，白而光亮，心中惊惕，以为滑精渗漏若此，无怪乎大剂滋补而难奏效，决死无疑，谆嘱后事，夫妻相向而哭，其侄慌张，暮夜来邀予看。正当悲哀之后，面赤如妆，六脉洪滑而数，予曰：脉候无事，不必惊慌，明早还兄分晓。令其将溺器涤净，以俟宵来小解。次早，诊其脉，略和而仍然滑大。予令将溺器轻轻倾泻，后来有白腻稠粘，另倾在一边，约有半碗。予曰：夏月昼长夜短，昼阳夜阴，阳动阴静，一夜之去，有如许之多，则从朝至暮，自当加倍，此是白浊而非滑精也。试思少壮之时，每临真实境界，输泄之精，能有几何？病者言下大悟，愁颜变喜。乃用萆薢分清饮，川萆薢、石菖蒲、益智、乌药、茯苓、甘草，四剂而症减半。又以陈皮、半夏、茯苓、甘草、升麻、柴胡、苍术、白术，十余剂，浊净而疟亦止。

气逆食停三五

　　吴武祖尊堂，少寡，长斋，禀赋极薄。万历戊午年，武祖赴试，县府俱首录，宗师取附案末，探事人误报不入泮，斯时，尊堂正啖糯米粉食，闻报不觉惊而且闷，遂成内伤。安吉医师，调治十余日，消导过多，下元不足，而中满益甚。武祖之母舅朱石城邀予同至梅溪，舍舟乘轿，舆人云：主母病势只在顷刻，各医辞别而去，专候陆相公，早到为妙。兼程而进，诊得两手之脉依稀，断续不匀，洞泻口开，头汗如洗，元气将脱，胸中仍不可按。脉不足而症有余，先宜培植下元，然后攻里。急用附子理中汤二剂，汗止泻减，脉气稍有根蒂；续以枳实理中汤进之，食积渐觉移动，六脉亦觉有神；后以润字丸每服五分，以煎剂送下，积去身和，调理月余而愈。

　　陆祖愚曰：孀居教子，跂望成名，乃已入彀中。讹传在孙山之外，正当饮啖，蓦得此信，惊恚郁郁，大拂所望，盖惊则其乱，恚则气逆，气不顺而食不下，非与停滞过多者可比也。他医知消导而不知运脾，愈消则愈乏，致积滞不化，元气欲脱，急用参、附培植，先补后攻，挽回元气于无何有之乡，起九死而一生，实宗古法，非诡遇偶中也。

血瘀咽嗌三六

郁仲开正夫人，壬子年，忽患咽喉阻塞，汤水不下，六脉平和，身无寒热，但气逆喘满，昼夜不眠。延杨复元、钟述和、金阆风、沈养元暨予同诊视，俱作痰治，药到便吐，强咽一口，面色紫胀，气窒睛突，躁乱不安，状如发狂，呕尽药汁则略可。投牛黄丸，亦不纳。虑恐受暑，与新汲井水，亦如之。后易淡姜汤苏合丸，重捺内关，俱无一效，已经七八日。养元云：脉不病而症如是，乃关格之症，大凡有病服药方愈，今不能下咽，灵丹亦无如之何？不必治矣。两日后，蓦然鼻闻虾香，遂作汤与之，甫吞半盏，呕出紫血数块，胸膈顿宽，即饮米汤，渐进稀粥，守病数日，不药而愈，可为奇症，书之以俟解教。

陆祖愚曰：咽嗌堵塞，勺水不通，汤药难进，牛黄、苏合之香窜，不能开关，医技告穷，袖手无策，忽思虾汤，啜之病瘥。按中风门有一吐发，以虾半斤，入酱、葱、姜等料物，水煮，先吃虾，次饮汁，后以鹅翎探引，吐痰若干而安。兹者思啖虾汁，暗合古法，不去痰而惟血块，药力反不及虾力，其故何也？实为奇怪。就正高明，卢绍庵曰：经云：上焦主纳，不纳则病。血滞而行痰，是药与病相左。服药即呕者，胃气逆也。愈逆则愈呕，愈呕则愈逆，故虽辛香窜烈之剂，杆格而莫入。守而勿药，胃气清纯，冲和之气，无所壅瘀，渐得升腾，上脘开爽，嗜味思食。虾能动气，发疮疖，宣吐风痰，其性流利行走，久瘀之块因而活动，况胃气藉滋培助，正胜邪退，一涌而出矣。管见浪评，更祈郢正。

攻补兼施三七

徐小圆二令郎，辛酉年二月毕姻，岳母寡居，止生一女，待婿如同亲子，整备美好饮食，劝其多啖，脾气受伤，又有外感，遂往来寒热，项强，肩背痛，头疼，表里具在。一医认为疟疾，遽用截药，因而口渴，多食生冷，变为吐泻，更用柴苓汤，不效。延予视之，四肢厥冷，不省人事，面色青黄，六脉左三部与右尺隐隐欲脱，右寸关滑而有力。此时若不培正气，病必败矣，乃用参附理中加枳实、山楂、厚朴等三剂，甫得脉起，内伤之症才现。身大热，舌有焦胎芒刺，脐之上下，手不可按，四肢溅然汗出，下症悉具。然虚脱之人，若用大剂硝、黄，元气必不能支，故用枳实、厚朴、熟大黄少许，加铁锈水导之，解燥粪三四块，病势未减。又用黄连、枳实、山楂、厚朴、柴胡，加人参少许，培正驱邪，间四五日进润字丸五分，大便去一次。如是耽搁八十多日，里症虽去，六脉有神，尚晡时潮热，胃气不开，口干腹满，商之卢绍庵，乃云：六脉今已有神，前方去参可也。服四剂，病势又大减，予与绍庵俱往武林，延别医五位，莫能取效。有一友云：伤寒三七不解，谓之坏症。经云"安谷者昌，绝谷者亡"，将近百日，而曾不进粒食，焉有生者乎？况身不热，舌无胎，纵晡时微热，亦是阴虚之故，急宜滋阴养血、开胃健脾，自然即愈。

如此之药服一剂，又强饮粥汤半盏，又进龙眼汤一杯，是夜仍身体大热，心口作痛，异常烦躁，舌上有胎。适予归，又延诊视，见右关尺沉实、躁烦等症，仍用枳实、黄连、卷柏①、麦芽、山楂、厚朴，送润字丸一钱五分，大便一番，极畅，诸症顿除，身安神静。乃用六君子汤消痰、健脾、开胃，方知饥饱，纳五谷，此时约有一百三十余日，头发落尽，年余未得出门户。

陆祖愚曰：新婚未免阴虚，而兼之内伤外感，表里之邪正盛，遽投截药，壅遏其邪，致成吐泻。元气将脱，不行培补，决然莫救。攻补并施，缓款调治，四月余不嗜谷食，此等症候，绝无仅有。

暑误为寒三八

李丹山令子室，自来元气不足，产后六七日，正当酷暑，卧房在于楼上，忽头疼，气喘，昏闷，体若燔炭，沉沉晕去。一医以为伤寒，令门窗尽闭，帐幔重围，用二陈、羌、防、芎、苏一剂，口干唇裂②，喘急尤甚，几于欲死。予诊得六脉浮洪而散，楼上且又重叠遮护，知冒暑而非感寒，宜凉解而不宜温散。主人尽以蓦然起病，必是鬼祟，予则曰：非也。急令移病人于楼下地上，洒以新汲井水，用芦席铺好，抬病者卧之。又急取予家中煎就香薷饮，灌下，得周身微汗，半夜即醒。人皆为井水可以济人，无不奇之。后用清暑益气汤，四剂而愈。

---

① 柏：底本原作"舒"，据会文本改。
② 裂：底本原作"烈"，据会文本改。

陆祖愚曰：暑气伤人，不胜酷烈，与伤寒迥乎不同。谚云"寒暑莫登楼"，此指无病者调摄而言，何况产妇失血过多，元气虚脱？际此酷热炎蒸，自然伤暑，奈何庸工，热病而投热药，火上添油，又加之以门窗帏帐，密不通风，若再迟一二个时辰，决死无疑。识病大纲尚且昏昧，而欲勉强行医，罹其患害者，不知若干人，伤哉。

木忌金旺三九

傅小泉尊正，高年患湿痰症，医家暑月而用香燥之剂过多，反增头晕、口渴、眼花，夜不能寐，饮食少进，骨节酸软。勉强梳洗，看脉，甚是支吾，诊得左寸洪数，关尺细涩，右寸浮滑，关尺沉细，且九至一止，予曰：此血虚痰火也。若论症尚有治法，独怪右关尺歇至有常数，便无药可疗，凡血虚症即是肝病，大都庚日笃，而辛日死，况立秋在迩，予未敢奉药，可延别医商之。小泉唯唯而退，欲备后事，有一友诊视毕，闻予言大笑曰：此脉有何妨事而遽出此言也？即投养血、清火、消痰、顺气之药，服后，果觉清爽，十剂后，竟可步到中堂，仍可理家务，每日三餐，共进粥十多碗，人皆谓此医真能起死回生，予但能自信而不敢对人言。忽一日，少腹作痛，冷汗不止，至半夜不知人事，挨到次日酉时而死，果是辛日，邻家自此敬服。

陆祖愚曰：世间万事万物，莫逃乎阴阳五行。傅小泉尊正肝病最忌金旺，脉来歇至，元气已脱，是以予辞而退。他医用药有效者，灯将灭而复明也。果然庚日笃，辛日死，《内经》之语，不我欺也。

疟初误补四十

吴抑之，少年禀弱，劳繁患疟，间日一发。一医峻以参、术大补，家中与人参粥食之，胸中痞闷发狂，烦躁不眠，寒热往来，邀予诊视。脉左三部弦细而数，右寸关浮弦，按之有力，右尺似有似无，固知其气血两不足，而风寒饮食为祟矣。遂用柴胡、干葛、黄芩、山楂、厚朴、青皮、陈皮、半夏等，一剂，胸膈略舒，连服数剂，谵妄、烦躁悉除。疟发在于阳分，然鼻干、唇裂、不眠，腹中硬块作痛，皆阳明胃家未清也，转用枳实、熟大黄、山楂、甘草，加铁锈水，一服，即刻去宿垢十数块，诸症顿减。但真元衰弱，疟疾一时未除，用归、芍、人参、白术、茯苓、甘草、柴、芩、麦冬、二母，数剂，疟不截而自止。

陆祖愚曰：疟疾之始，固宜发散，若邪未解而骤补，是闭门逐盗也，纵元气虚弱，亦当补散并行，庶几邪退正复。吴兄误补增剧，势甚猖獗，亲友莫不凛然，几致危殆。后之病疟者，何可草率孟浪？

热厥疑寒四一

埭溪吴君采尊正，平日血虚有火，初胎生一女，已及七岁，竟不再娠。万历戊午，经候两月不行，以为受孕，不胜欣喜，忽然胸腹不爽，投以安胎养血之剂，反觉少腹作痛，经行如崩，去血多而痛不止，足膝逆冷，气短奄奄。医家又认为小产，用芎、归、元胡、姜、桂之类，血不止而腹痛愈甚，喉咙燥痛，吞吐不便，势属危迫，延予。诊得六脉沉细而实，按之有力，议用炒黄连、白芍药、牡丹皮、天花粉、当归、黑山栀、山楂肉、阿胶等味，煎就，而君采以为清凉，狐疑未服。令兄君宁，庠士中之博学，且旁通医术，阅予之方，极口称赞，君采方令徐徐吞下。次早，喉、腹之痛俱愈，足膝反温暖。后用芎、归、芍、参、苓、地黄、牡丹之类，调理而痊。

陆祖愚曰：女人临产，去血过多，调摄失宜，肇病之端，产后固宜谨慎。先正云：经行与产后一般，犯时微若秋毫，感病重如山岳，切忌寒凉，恐血得冷而凝也。此指禀赋盛厚，平常无疾者而言。君采尊阃，素多火症，数年来不能受妊，未必不由火之消烁。兹者安胎养血，而反经行如崩，亦或由于火性热则流通也。他医以为小产，乃用平常方法，止血而血益多，止痛而痛更甚。延予诊之，脱血脉来有力，乃是火也，服药咽喉增痛，辛温之故也。脉症显然，议用清火凉血，君采心慌意乱，不能主张，若非君宁之赞美，予亦焉能奏效哉？

虚脱似中四二

李翠岩，年几七旬，躯体肥盛，家事殷厚，劳力劳心，一日行至门外，视一人如两人，视一路为两路，视自己墙门有两处，不知从何处可进，遂卒然仆倒，乃郎霖伯兄大骇，扶掖登床，懒于言语，勉强答应，尚能道其病状。医家俱以中风治之，投消痰搜风之药，十余剂，反增冷汗如雨，惊惕振掉，昏不知人。邀予诊视，左寸浮大，按之无神，余脉俱迟弱而空，现症神识昏沉，不能言语。予思脉症俱属虚脱，宜培正气为主。用人参、黄芪、白术、茯苓、甘草、当归、白芍药、熟地、天麻、杜仲、牛膝、酸枣仁等味，服二剂，冷汗即止；五剂，乃能识人，语声始出；七八剂，诸症顿愈；每剂加人参三钱，二十余剂之后，饮食步履如常。

陆祖愚曰：语曰：人生七十古来稀。衰暮之年，有子有孙，有家业者，宜弛担息肩，寻个快活头脑。至于乏嗣者，为谁辛苦？尤宜急早回头。李君贤嗣，行将耸壑昂霄，尚碌碌忙忙，劳繁不已，直待磨得精神疲敝，以致现症如此，若非急为滋补，决致倾生。

大便燥结四三

邻友邱彦昭，禀赋薄弱，常有梦遗，每日爱食燥炒饭，大便二三日一度。万历乙卯年，将弱冠，感受风寒，仍吃燥饭，甚至一日四餐，身体觉不爽快，而病未甚发，旬日间，饮食如旧，而大便竟不行。忽一日寒热交作，头疼，身热不止，间一日寒热一番，医家咸以疟疾治之，不效，蒸蒸内热，晡时更甚，将及二十多日矣。延予诊视，左手浮弦，气口沉实而滑，知其风邪、饮食俱未消散，而饮食偏重，虽寒热往来，乃是伤寒间疟，而非瘅[①]疟也。遂用葛根、柴胡、山楂、厚朴、瓜蒌仁、黄芩、陈皮、半夏之类，腹中气运，头疼止，寒热轻。忽面目、身体俱发黄，前方去半夏、陈皮、厚朴，加茵陈、天花粉、木通、枳实、黄连，二剂，转而为斑，斑色纯红。前方加犀角、升麻，去茵陈、木通，煎送润字丸二钱五分，良久，去燥屎七八块，斑即消，身微凉。然而胸口尚不可按，前方去犀角、升麻，倍黄连、枳实，服六剂，垢不能行，小腹微满。说者谓病有月余，可以议下，予见其禀弱，小腹虽微满，而胸口尚未舒，不敢大推荡，又用润字丸二钱五分，姜汤送下，少顷，又去大便七八块，虽解二次，而胸中如故，就以前方每日服一剂，间三日，投润字丸二钱，去大便一次。病至七十多日，服润字丸有五两许，疟虽自愈，而胸口尚未清，盖病来日久，肌肉削尽，况向有梦遗症者？至此，再不敢消导矣。要用人参少许，攻补兼施，乃堂闻知，不允，遂邀卢绍庵同议。绍庵之见，不约而同，故用枳实二钱，山楂二钱，人参六分，附子四分，连进三剂，不催而大便自来，日解一次。人参渐加，枳实渐减，数剂后，方得垢尽胃开，能进谷食，病起。至此共计有八十多日也，服参半斤，始得复元。

陆祖愚曰：手太阳小肠经，手阳明大肠经，肠与胃上下相联，受盛传送，其气相通。邱兄向患梦遗，系是热症，其便二三日一行，燥而不润之征。语曰：胃中常留谷二斗，水一斗五升。喜食炒饭，谷干则水少，胃家

---

① 瘅：底本原作"单"，据会文本改。

亦渐燥矣。人身以脾胃为主，脾胃属土，太湿则淖，太干则燥，燥极则万物焦槁①。经曰：上焦主纳，不纳则病，下焦主出，不出则病。善啖饮食，上焦能纳，大便秘结，下焦难出。小便通利，无形之水液虽行而有形之糟粕未去，壅积之久，宜其发病之奇。八十余日，不进米谷，恒苦腹满、便硬，导滞通幽，每次必去燥屎数块。始也，上能纳而下少出；今也，上不纳而下多出。似此症候，方书不载，姑记之，以补昔人之未备。

湿忌大汗四四

　　陈雅仲，万历戊午四月初之闽，过仙霞岭，陡遇狂风骤雨，虽有雨具，不能遮蔽，遍身俱湿，宿店又无火焙，长途劳顿，水土不服，饮食又不便，遂患疟疾。闽中医家用药与我浙竟不相同，即柴胡一味，从来以前胡代之，故名前胡为香柴胡。陈君延医治疗，发散为主，得汗而病愈甚。适予在表兄廉宪费台简衙中，陈君致书于表兄以邀予，表兄与陈君亦曾相与，奈三表侄病势正剧，不克赴，及陈君三次遣人恳求，表兄乃命中军官陪予往视。面色枯槁而黑，自汗神昏，懒于言语，疲惫之极，诊得左手弦细而滑，气口缓弱，知其劳顿之后又加发散，乃用养血健脾、宽中和解之剂，去病犹如反掌。后与予同归，一路调摄抵家，精神益旺。

　　陆祖愚曰：雅仲，安佚之体，长途劳顿，未尝经惯，

---

① 槁：底本原作"稿"，据会文本改。

感受风湿，致成疟疾。仲景方法，湿家宜微微发汗，若表散太过，则风气去而湿气在，反增别病，闽医昧此，而犯前贤之戒，宜其病之益剧也。

虚不受补四五

陈符卿老先生，新任合肥，其夫人素有痰火症，每遇经行，一日觉涩滞，二日便汹涌，三日大下如崩，昏晕几绝。平日极易动怒，怒发即咽喉干燥，气出如火，痰涎汹涌，心胸塞结，不能转舒。气盛如此，而平日疏气辛燥之药，绝不相便，即如枳实、前胡、陈皮、白术、芎、归之类，稍用一味，即便眩晕，气绝不足以息，而燥热壅结更甚，及服寒凉药稍过，即大便作泄。病发时，每日吃粥数十碗不觉饱。壬戌岁之十月归里，拟欲赴任，而前病忽剧，延予诊治。其脉左三部弦细而驶，右脉数而稍充，予曰：此血虚之极，故狂火偏旺如此，而气原非有余也，此时养血则血一时不能充，补气则浮火无由熄，莫若分上下为治。入人参于滋阴药中，修合为丸，引阳入阴，以扶生气之原，所以治其本也；用清凉以为煎剂，助阴益阳，以制浮游之火，所以治其标也。煎剂丸药，相间而服，投之立应。临赴任时，恐长途复发，拉予陪至任所，予因先人遗稿正在查考，尚未就绪，因力辞之，谨录夫人平昔病状及所服诸方梗概于下，为合肥医家之引道，庶几不致误药焉。丸方：人参、生地、熟地、天冬、麦冬、阿胶、黄柏、知母、杜仲，蜜丸，黎明淡盐汤送下二钱，渐加至三钱尤妙。平常煎药，乃用天花粉、元参、知母、麦冬、生地、茯苓、生甘草、贝母、黄芩、白芍药，加灯心。如精神困倦，略加人参；如咽喉火盛，加黄连，或炒山栀，或连翘，或石膏；如有痰或胸膈痞满，加山楂肉、瓜蒌仁，去地黄、麦冬、甘草；如清凉太过，脾气受伤，或生泄泻，则去苦寒，加山药、木通、泽泻、炙甘草、人参之类；如遇经水将行，亦不宜用苦寒之品，惟活血补血为主，如气滞，小腹或胀或痛，加丹皮、山楂、丹参等，痛极加醋炒元胡索少许；如月水去多，腰胁骨节酸痛，用生熟地黄、杜仲、续断、山茱萸、白芍、丹参、黑荆芥穗、阿胶、童便等，或经行不止，倍加阿胶，并炒黑蒲黄；经毕，仍大补血分，兼培元气，此向来调理之梗概也。

陆祖愚曰：语曰：阴阳水火，犹权衡也，一高则一下，一盛则一衰。又曰：火与元气不两立，元气盛则火熄，元气衰则火炽。阴虚火旺则易怒，愈怒则火益炽，是以有以上诸症也。药石乃气之偏者，但可疗病，不能移性，病而药之，治其标末，夫人必须戒性抑怒，庶病魔易于退舍，根本之论，不药之药，否则爝火荧荧，决至燎原，虽有医药，亦末如之何也已！

内伤疑外四六

陈振玉令郎，字孟昭，新正赴馆，偶开别室，见一柩，心觉怵然。是晚又梦遗，次日身体虽倦，勉强行文。薄暮啖肉面，次日，头疼身热，右胁下有一块如碗大，疼痛之极，又兼寒热，疑是肿毒，欲延外科。先邀予同陈元初诊视，皆曰不足兼外感内伤，而非外科所治之症。病家疑惑，毕竟延疡医视之，外用敷药，内服解毒之剂，不效。又至别处，延医二位，一位以内外科兼治，一位以不足投补剂。服药后，昏冒烦躁，谵语如狂。复又延予，看得两手脉洪数无伦，比向日更觉不同，此误补之故也，仍作内伤饮食治之。乃用陈皮、山楂、枳实、黄连、青皮等药，又以麸皮炒熨肚腹，至三更方醒；再用润字丸五分，连服数次，解出宿垢，痛处宽舒，才知向日所痛，实是饮食，而非肿毒。改用参、术、归、芍、麦冬、陈皮、茯苓、甘草之类，调理月余而愈。

陆祖愚曰：新春肄业于村墅，青年往外，未免内虚不足。偶**觇**旅榇，心有惊疑，疑则气结。更重之以内伤饮食，所以有此块。乃疑为肿毒而迎疡医，殊不知腹中之毒，必须淹延岁月而后发作，非一朝一夕遽现形也。内伤而作外科，隔靴搔痒，有何益哉？

清凉损脾四七

太宗伯董浔阳公孙媳，少寡而奉长斋，因大失珍宝珠玉之物，郁郁不乐，酿成中满之症，其胀朝宽暮急，气喘痰壅，夜不成寐，汤水不进。姑苏一医，用消导、开郁、清火之剂，其胀愈甚。予诊左脉细涩，右寸浮滑，右关弦滑，此气血两不足，多郁多痰之故，遂用炒黑枳实、白术、白芍药、贝母、泽泻、益智仁、白豆蔻、白茯苓、姜汁炒黄连、苡仁等药，服之甚觉相宜，黎明服八味丸二钱。旬日间，病势顿减，日中能进饭碗许，颇有起色，莫不称快，即董芳白深谙医道，欣欣喜幸。调理正有头绪，予为乌程曾邑侯促回，董宅虽来坐守，奈何不能脱身，勉强辞之，然此心犹冀收全功也，不意竟邀嘉兴一医，服药月余，变症多端，以致不起。后芳①白赐顾，谈及此症，不胜追悔：因脾病服寒凉过多，所以不救，足下为曾父台逗留，不得再求一看，亦天数也欤？

偏于滋补四八

张清宇年少时，体羸多病，专主温补，病虽愈而火症时发，乃弃举业，习医，钻研寻绎，滋水以制火，其疾如失，六味地黄汤之效验也。迨至壮年，身体既已肥盛，湿痰酝酿于中，而滋阴之药不撤于口。万历庚申岁，年过六旬，痰症陡发，仍自用六味汤，加知母、贝母、当归、芍药、麦冬。服后，痰气壅塞，四肢厥冷，口开眼合，人事昏沉。社友张九华，乃清宇之侄，心知其谬，先处一方，恐不相信，邀予诊视。六脉洪滑而数，遂用加味导痰汤，继之苏合丸，与九华之见极合。两剂后，才觉清爽，乃郎云：昨者病势危迫，全赖陆祖愚之力。问用何药，则以前方告之，勃然变色曰：我生平所最忌者燥剂，岂可服此？今后断不可邀渠，以动我怒气。乃郎辈知父言之非，幸予素未相识，每邀予诊视，而不称予姓氏，每日以地黄汤一剂，送与看过，暗将导痰之药煎服，故得调理而愈。病退身安，洞悉前情，不胜抱歉。

---

① 芳：两本原皆作"方"，据前文"董芳白"改。

陆祖愚曰：曩昔专尚温补，是以《和剂局方》乃偏于热，丹溪先生著有《局方发挥》，以救其偏。兹者清宇罹偏热之害，因潜心于医而却其病，稽古之力也。暮年，既有湿痰之症，而守滋阴之旧法，见亦偏矣，症能不剧乎？若非嗣君出奇行诈，予亦乌能取效？

痰结不通四九

七表兄费元开，其嫂氏患腹痛，在胃脘之下，脐之上，温温作痛，可按可揉，然揉按之而不止。服温中药不效，服消导药不效，又服清火药亦不效，表兄延予诊治。其脉沉弦而滑，余直以痰治之，数剂而痛止，精神尚未还原，未几而劳于女工，且患血崩，进饭少许，不化。尔时，尚讳言之，迁延数日，胸腹胀满，其热如火。适予往孝丰，汤药杂投，病势日迫，比予至，已十日亦。表兄促予诊视，呻吟不绝，人事不省，奄奄一息，及按其脉，寸关沉伏不见，两尺尚沉滑有神，予曰：此乃痰之为祟也，元气虽弱，而痰结不通。因用滚痰丸，徐徐投之，至半夜，表兄出语曰：服药后，胸前隐隐有声。余曰：有生机矣。五更解出稠痰盆许，神气顿苏，胸膈少宽。后以养荣汤合二陈汤，调理半月而愈。

陆祖愚曰：风狂则波涌，气郁则痰凝，表嫂性情多怒，以致痰结中宫。初次其病犹轻，是以投剂辄愈，二次失血体虚，其势颇重，加之乱投汤药，几濒于死，非此峻剂荡其痰，决致倾生。

经阻疑毒五十

韩延年尊夫人，患少腹痛，痛绕篡前后，涩痛更甚，晡时身热如火。内科治疗不愈，疑痈肿症，延社兄外科唐思山诊治之，以脉细涩且不时昏晕，理宜用人参培养元气，未必成毒，当再延内科治之，或有毒现形，疗未晚也。病家因延予诊视，左脉弦涩而弱，右脉洪数而微，月事数次不行。此似阻而欲大下之候，所以作痛，然脉如此微弱，其痛不可攻，为今之治，莫如益气以摄血，而于补养气血之中稍佐行瘀之品，既可通其壅滞疼痛之路，且可免其排山倒海之势。因用人参、黄芪、当归、熟地、芍药、川芎、丹皮、红花、山楂肉，二剂，病势稍减。第二日，延黄文洲先生、闵观吾丈同予诊视，二公亦以补养气血为主。数日后，血果大下，昏晕仅片时即醒，去血之后，身凉热退，予复以养荣汤为主，调理数月，不惟病瘳，且从来艰孕，反得怀胎。此症若非吾辈数人志同道合，预为补养，不惟不能受孕，而崩脱之患，殆不可免矣。

疟痢拟补五一

延年大令郎，初患咳嗽，缠绵多月，至七月患疟，复变痢，疟尚未止。闵观吾丈以尺脉短涩，已用养阴清补之药，至二十三日，予同社长兄卢绍庵诊视，拟用参附，闵观吾亦极以为然。自此，社兄金阆风、杨澹如以及韦徽台、臧玉涵，虽易数君，总不出温补止塞中出入加减。人参服至六十两，病势虽减，而元气犹未如故。

陆祖愚曰：陆暗生曰：医家说玄①说妙，总无益于病人，惟于虚实寒热四字，认得分晓，方不夭人性命。此二症虽有首尾半途之别，其为用参发始一也。屡易名公，总不能外参为调治，而祖愚实为之前茅矣。

伤寒发颐五二

吴开之，二月间，患头痛身热，服药已逾旬日矣，忽耳后红肿作痛，大发寒热。始一医以为毒，用天花粉、连翘辈解毒之药，数剂不减。易一医，以为痰核，用南星、半夏辈，亦数剂而反剧。胸胁满痛，饮食不进，气喘而粗，夜卧不安。予诊其脉，两寸关弦数，两尺和，此本伤寒少阳之邪不解，所以发颐。耳之前后上下，乃少阳所绕之部分；寸关弦数，亦少阳不和之脉，前药因不对病，所以反增别症，仍宜用加减小柴胡汤和之。因用软柴胡七钱，干葛、黄芩各三钱，生甘草、桔梗、苏子、白芥子各一钱，姜、枣煎服，二剂而喘定、卧安，四剂而肿痛、满闷俱失矣。

---

① 玄：原作"元"，通"玄"，是为避讳字。

截疟成痢五三

张登之令郎，年十四岁，患疟，截早变为痢疾。腹中痞满，晡时发热，眼皮上下俱红肿而痛，所下积，红白相间，昼夜三四十次。医家有极重其积者，有温补下元者，有敛涩者，纷纷投剂，病势转剧，邀予诊视。左手弦数，右关沉实，右寸尺浮滑，乃曰：此疟疾失表，内伤饮食，风热泊于肠胃，而为此病也。先用山楂、枳实、黄芩、木通、泽泻、柴胡、甘草煎汤，送香连丸。服丸药两许，煎药四剂，积遂稍减，胃气亦开，每日进粥三餐，共有八九盏。又调理旬日，一日之中，不过去淡白色积一二次，又调理四五日，大便已结实矣。忽一日仍不思饮食，每日去宿屎二三次，十余日粒食不进，共去大便数十度，人甚奇之，询予，予曰：右关沉实，是内伤饮食也，不信予言，连日恣意食粥，是伤而复伤也，故近日不食。痢疾，古人谓之滞下，肠有积滞，阑门气阻，传送之令不行，故宿垢不得出。今积滞已尽，肠中润利，宿垢得行，夫何怪焉？十日之中，乃用当归、白芍药、青皮、黄芩、陈皮、茯苓、柴胡、麦冬、知母、山楂之类，养血健脾，润肠利气，果燥屎出尽，胃气仍[①]开。后以前方去青皮、黄芩，加白术、人参、甘草，调理月余复旧。

陆祖愚曰：邪未解而截之早，乃闭户逐盗，俾之徘

---

① 仍：两本皆作"仍"，疑当为"乃"。

徊瞻顾于堂奥间，奚免傍损暗伤之患？是以中气衰微，缠绵难已，误药之过也。

痰厥似中五四

　　仲开郁老先生，万历己未年十月间劳心之后，复感怒气，次日清晨，篦头未毕，忽然昏晕，四肢厥冷，口目不开，喉声如锯，二便不利，举家惊骇。予诊得左三部弦滑而数，右三部沉实有力，予曰：此痰厥也。先用牛黄丸姜汤化开，加用牛黄一分灌下，连服四五丸；继而用陈皮、贝母、天花粉、胆星、黄芩、黄连、枳实、瓜蒌、前胡、桔梗、皂荚、姜汁、竹沥，顿服，使其涌发而吐。服下果大吐，去稠痰二三碗，遂以前方去皂荚、陈皮，加青皮，二剂，大解二次，其老痰俱从大便而去，诸症顿减。后用健脾养胃①、清火消痰之药调理而安。

　　陆祖愚曰：大抵百病中多肝郁②，肝郁③则气逆，痰亦随之而涌，以致现症若此。斯时也，岂平常药物所能疏浚开关？必藉丁、沉、檀木、牛黄、龙脑之类，香窜猛烈，镇坠下行，气得转舒，三焦升降之道路得以通利矣。信哉，牛黄丸之有益于危症也！

---

① 养胃：底本空缺，据会文本加。
② 肝郁：底本空缺，据会文本加。
③ 肝郁：底本空缺，据会文本加。

有表误攻五五

表连襟叶能甫，即孝廉钱令如之赘婿也，万历乙卯七月，患外感内伤之症，因予往菁山，故延别友，用煎剂解表，丸药攻里，服后连泻数次，胸中饱闷，口干、潮热、谵语，舌上有黑胎，手足微冷，势甚危急。适予归，延予往视，诊得左三部沉细而涩，右寸关沉滑，尺脉空虚，告令如舅翁曰：此阳症见阴脉也，若再一泻，必然不治。乃用陈皮、甘草、山楂、柴胡、木通、泽泻、厚朴、炮姜，先温消分利，三剂后，竟不泻矣。但两手俱沉实，乃改用黄连、枳实、山楂、黄芩、厚朴、瓜蒌，服五六剂，忽转矢气，投润字丸二钱，少顷，去燥屎二三次，前症扫除，遂投养血健脾之药，调理一月而安。

陆祖愚曰：表未解而遽攻其里，表邪乘虚入里，上似结胸，而下成洞泻，若不急与温消分利，势甚殆矣。表里二字，尚且不明，胡为乎妄称知医，戕人之命？

大病重剂五六

万历壬子秋，沈振宇患阴症似阳，垂危，延杨复元及杨澹如与予，用温经益元汤而愈。调摄未几，食馒头、羊肉等物，以致胸腹胀满，痞塞不通，服药旬日，竟不获效，振宇之亲家叶寰中，对予曰：振宇病后不善调养，内伤饮食，胸腹胀痛，口渴烦躁，晡时更甚，大便闭结，贵道中如硝、黄、山楂、枳实、厚朴、红花、麻仁、青皮、槟榔、当归、地黄、黄芩、黄连，色色用过，只是不通，此为何故？予曰：大病须以大方治之，若拘拘于一二钱，力量轻薄，焉能奏捷？如玄明粉、槟榔必用五钱，枳实、生地、当归、黄芩必用一两，红花必用三钱，另以山楂四五两，先煎汁当水，以煎前药，临服必加铁锈水半酒杯，其垢自行矣。议毕，寰中大喜，求药，予付一剂，寰中曰：老兄年少，说兄药，未必肯服，权借杨复元名色何如？曰：何害？服后，果腹中运动，响声不绝，两时许，下宿垢半桶，顿觉爽快，令人飞接复元，寰中曰：非复元，乃陆祖愚之药。自此帖服，邀予调理而痊。

陆祖愚曰：人微年轻，无徵不信，自古云然。叶君乃借复元之名以簧惑之，病人始服。殆夫奏效而后道其详，一时应变权宜之计也。

误截增重五七

万历壬子六月，杨以培醉后乘凉，卧于露天，黎明即头疼、口渴、身重，先寒后热；至未时，汗出身凉，头亦不痛，口亦不渴，能进饮食；次早黎明，诸症复发，如是三度矣。一友云：此疟也，用丸药一丸，五更向东，井花水吞下，此病立止。服后果尔，但见风寒，其头项与左耳前后拘急不快，杜门三四日，仍在露天夜酌，多食凉冷，至次早恶心，吐出宿食酸水痰涎二三碗，寒后发热，较前更甚。此友又将丸药一服，投下之，连泻四五次，身体困倦，头疼等症具在。邀予，诊得左三部浮弦而细数，右三部沉滑而细数，乃曰：浮为风，弦为寒，数为热，滑为痰，沉细为湿，是风寒、湿热、痰饮为祟也。用陈皮、半夏、青皮、山楂、厚朴、柴胡、黄芩、羌活、防风、木通，加生姜，连服二剂，遍身有汗，以后惟晡时潮热、口渴，余症俱减。前方去羌活、防风、木通，加葛根，服四帖，大解二三次，仍①能进谷食。因予往雉城，竟不调理，胃气方开，饮食生冷，恣意而啖，变为泄泻。一友消导兼分利，药之愈甚，四肢浮肿，厥冷，面色萎黄，肠鸣，精神疲敝，完谷不化，自以为必不救矣。予归，往候，但见形容如是，两手脉虚脱之极，问其所服药，则曰某某，予曰：久病之人，岂得复行消导？乃用人参、白术、熟附子、升麻、茯苓、木香、陈皮、炙甘草、泽泻、苡仁，连服五六剂，才得泻止肢温。前方去附子、木香、泽泻，加酒炒白芍药、土炒当归，调理月余而复原。

陆祖愚曰：截疟丹丸，最能误人，医家以此而逞长技，病家藉此以求速效，此世俗之通弊也。杨君负病在身，不善调摄，濒于危困，急用参附培补，幸得挽回，书此以为卫生者戒。

经闭呕吐五八

吴清源令爱，性聪慧，善文词，及嫁夫不如意，忧思悒悒，居常反目，嫁后三年，患经闭不行，已数月矣。

---

① 仍：两本皆作"仍"，疑当为"乃"。

医以行血药投之，不效。又以养血投之，亦不效。近更饮食入口，即心腹作痛，不可忍，必吐尽方止，平时亦呕酸苦水。十日间，饮食出多入少，医又以二陈、正气等汤杂投，而呕吐遂无息时。予诊其脉，六部沉数，按之则驶，气喘不足以息，汗微微而出，予曰：此元气不足，虚阳浮越之候也。用生脉散浓煎，徐徐呷之，一二日而吐始止，缓以调气养荣汤百剂，半年后而经始来，经既行而孕亦受。

陆祖愚曰：良人者，所仰望而终身也，巧妻而伴拙夫，自然怨望，宜其有以上诸症。谷不纳则元气衰，呕不止则胃气逆，喘而且汗，虚脱之极，急用生脉敛阳，而呕亦随止矣。

子悬昏晕五九

梅养中之媳，怀孕七月，其夫出外经商，患胎上冲心，不时昏晕，两医治疗，共议苏叶安胎饮投之，数剂不减。时正炎天，梅公见昏晕频发，万一不讳，岂能仓卒？取办出城定柩，遂遇老仆陆安，见其忧惶忙措之状，微问之，梅公备述其故。老仆曰：何不延医治之？梅公曰：向吾家与汝老相公相与，有病未有不延汝老相公治疗，大都痊愈，今汝老相公去世，吾延两医治疗，数日全不苏醒。老仆以余告，遂引梅公见予，予是时方弱冠，有此志而未果，药囊未备，见梅公备述其媳病缘，因思胎上冲心，乃子悬症，与苏叶安胎饮，极为对症，而何以不减？此必夫出外，忧思成郁，郁久成痰，痰火与胎同逆而上，故昏晕不省耳。因令梅公买沉香钱许，牛黄二分，以备不时之需，予令老仆买应用之药一二十味相待。梅公先为卜之，若吉，则延予，不吉，仍去定柩。卜者云：病势虽危，天医上卦，当急延之。梅公因买沉香、牛黄，邀予归，而媳之昏晕竟不醒也。予诊其脉，寸大于关，关大于尺，俱带弦数，此血虚极而火上炎之故也，因用清气养荣汤，磨沉香四分，牛黄二分，煎就，徐徐灌之，不终剂而醒矣。梅公款留二三日，调理全愈而归。逮至十月满足，喜诞一男，其子母俱幸无恙，而十余年来，又育子女数人。

陆祖愚曰：时予年方弱冠，祖父遗编，虽尝捧诵，实未出门行医，乃为老仆所荐，梅公狐疑，问之于卜，拉予往治，随手而应。病家满拟不起，而予为起之，极其感激，予后深荷梅公之惠。此等子悬，绝无仅有，非敢自谀，聊备后学之参考云尔。

吐血梦遗六十

沈文衡，年甫弱冠，苦志萤窗，一日因作文夜深，伏几而卧，卧即梦遗，明早吐血数口，然犹不以为意，隔数日，复遗，复吐。自此或间日，或连日；或吐血，或梦遗；或独发，或并作。一医以六味地黄汤疗之，服几百剂，即有加减，亦不出滋阴清火而已。病已数月不愈，口干微咳，畏风畏寒，懒于动作，肌肉半削，小便赤短，大便不实。延予诊视，其脉豁大无力，沉按则驶，予曰：此症非得之房劳伤肾，因思虑太过，损其心血。

心血虚则无以养其神，而心神飞越，因有梦交之事；神不守舍，则志亦不固而肾精为之下遗；肾虚则火益无制，逼血妄行而吐，上刑肺金而咳。其畏风寒而懒动作者，火为元气之贼，火旺则元气自虚也；其肌肉削而大便溏者，思虑损其心血，即是伤其脾阴也。拟用归脾汤，服二十剂，半月而止遗二次，血亦少吐。又二十剂，而诸症俱痊。后服至百剂，而精神过倍矣。

陆祖愚曰：五劳七伤，不独房劳伤肾，而成虚怯，观于此症，可验，宜其滋阴而无寸效。心脾之病，妙哉归脾汤之捷于影响也！

中暑流涎六一

陈元甫，七月间拘讼府间，俟候久腹中饥，食冷粥数碗，少顷，即吐出，自此，茶饮皆吐不能留，头痛身热，咽喉不利，昏冒，口中常流痰涎。延医治疗，皆知其为中暑，用冷香薷饮，投之即吐。又井水调益元散，投之亦吐，人事益觉昏沉。予诊其脉，阳部洪数无伦，阴部沉微无力，上下不等之极。邪在上焦，在上者，因而越之，此宜吐者也。饥饿之时，胃中空虚，暑热之气，乘虚而入于胃，胃热极而以寒冷之水饮投之，冷热相反，所以水入即吐。即口中流涎，亦胃热上溢之故。因用沸汤入盐少许，薤汁数匙，乘热灌之，至二三碗不吐，至一时许，方大吐，水饮与痰涎同出，约盆许，即以生脉散投之，人事清爽，诸症顿减，后又合四物调理而安。

陆祖愚曰：孟秋暑热尚炽，外炎之火也，构讼心中忧虑，内炎之火也，内火尤倍于外火，而以凉冷遏之，宜其水逆而不入。寒因热用，顺势而导，因而越之之意也。

消渴从治六二

李悦吾，年五十余，患消渴症，茶饮不能辍口，小便多，大便燥，不欲食，及食即饥。将及一年，起于去年之夏末秋初，今已仲夏矣。肌肉消削，皮肤枯涩，自分必死。偶予在雉城，延而决之，出其服过之方，约数十纸。诊其脉，沉濡而涩，予曰：公病尚可药，前所服之方，不外清火生津，不可谓非，第人身津液，以火热而燥，尤必以气化而生，前方纯用清凉滋润之品，全无从治气化之意，所以不效。洁古老人云：能食而渴者，白虎倍加人参，大作汤剂，多服之；不能食而渴者，钱氏白术散倍加干葛，亦大作汤剂服之。今公不能食，及食即饥，当合二方，加升麻，佐葛根，以升清阳之气，少用桂附，以合从治之法，每味①数两，大砂锅浓煎，禁汤饮，以此代之。盖此病仲景谓春夏剧，秋冬瘥，今当盛夏，病虽不减，亦不剧。若依法治之，兼绝厚味，戒嗔怒，闭关静养，秋冬自愈矣。此君亦能谨守戒忌，依法疗治，交秋即瘥，秋末全愈。

陆祖愚曰：消为火症，清火生津，滋阴补肾，壮水之主，治法之正者。殊不知久服滋补、呆滞之品，中气难以运转，盖津由气化而生，不治下而治中，从古人之法也。

---

① 味：底本为"位"，根据文意改为"味"。

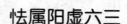

怯属阳虚六三

　　殷岐山，于春末夏初患伤寒，汗下俱行，已愈矣，然精神常觉恍惚，肌肉未能如旧。至七月间，身体时热，微咳，饮食渐减，肌肉仍削。最惧者，精不交而流，便不实而溏。彼生平独信一友，延之疗治，大约主于阴虚，服加减六味地黄汤几百剂，自秋徂冬，病势觉日甚一日，头重裹而怕冷，身厚衣而嫌单，即暂离床褥，亦不能出门户。予诊其脉，浮之损小，沉之损小，其色㿠白不泽，予曰：此阳虚劳症也，非人参不可。岐山曰：自来医家以身热发咳，肉脱精滑，皆阴虚不足之症，每戒不可用人参。予曰：阴虚之热，蒸蒸内出，骨甚于肉，肉甚于皮，阴分必剧，今尊体轻手扪之则热甚，重手扪之则热不甚，明乎外热而内不热也。且热发无常，是阳气有时亏盈也。阴虚火旺之嗽，口口相续，口渴咽干，痰涎稠浊，今微咳无痰，明乎阳气之不能上升也。即精滑者，亦因阳气不足，故阴精不固也。至大便之不结实与畏寒冷而不能出门户，其为阳虚，又显而易见者矣。总由伤寒汗下之后，精神未复，而强力作劳，以至疲惫如此。因合八味丸，五更淡盐汤送下，日中用四君合四物、枣仁、远志为煎剂，间用补中益气汤。两月之间，虽有加减，而总不越扶阳之意，竟得全愈。

　　陆祖愚曰：阴阳二症，疑似难明，病起于滑精咳热，显是阴虚，更医更药，毫无一效，予审症察脉，断为阳虚投药，随手而应，此非一得之见，实由学古有获也。

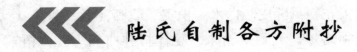 **陆氏自制各方附抄**

调气养荣汤

归身　白芍　川芎　茯苓　木香　白豆蔻

顺气养荣汤

归身　白芍　川芎　茯苓　木香　白豆蔻　陈皮

清气养荣汤

归身　白芍　川芎　茯苓　木香　白豆蔻　陈皮
黄连

达气养荣汤

人参　黄连　归身　白芍　川芎　茯苓　木香　白
豆蔻

补气养荣汤

人参　白术　归身　白芍　川芎　茯苓　木香　白
豆蔻

宽气养荣汤、疏气养荣汤，二方未见。

润字丸

大黄（八两，酒浸，晒干，蒸半熟）　半夏　前胡　山楂肉　天花粉　陈皮　白术　枳实　槟榔（各一两）

每药须略炒，或晒干为末，姜汁打神曲糊为丸，梧子大，因病人虚实用之。每服五六分，至一钱，或二三钱。

又润字丸

开结润肠，通痰去垢，亦可为外感家秘结症，代承气汤功用。

橘红一两　杏仁二两　牙皂一两　前胡　天花粉　枳实　山楂肉各二两　甘草三钱　槟榔七钱　半夏一两　生大黄十二两

水发丸，空心，白滚汤下二三钱。

附　抄丁元荐《先醒斋笔记》二则

先外祖李思塘公，少年患腰痛，至不能坐立，诸医以补肾药疗之不效。朱远斋者，湖明医也，用润字号丸药下之，去黑粪数升，盖湿痰乘虚流入肾中作苦。痰去，方以补药滋肾，不逾月起，惜其方传者不真。

又从祖近湖公，少年因房劳、食犬肉伤寒，诸医以其虚也，攻补兼施，至发狂登屋，奔走呼号，日夜令壮夫看守者几月余，急走使延朱远斋。远斋先命煎人参膏二斤以待用，润字号丸药数钱下之，去黑粪无算，势遂定。奄奄一息，邻于死矣，徐以参膏灌之，至百二十日全瘳。

陆氏自制各方附抄

184

上润字丸，前一方，乃原本所载，后一方，出《证治汇补》，因丁氏有惜其方传者不真之说，故两方并列。附抄丁氏记朱远斋治李思塘、丁近湖两案，以备参考。（素轩识）